图灵教育

站在巨人的肩上

Standing on the Shoulders of Giants

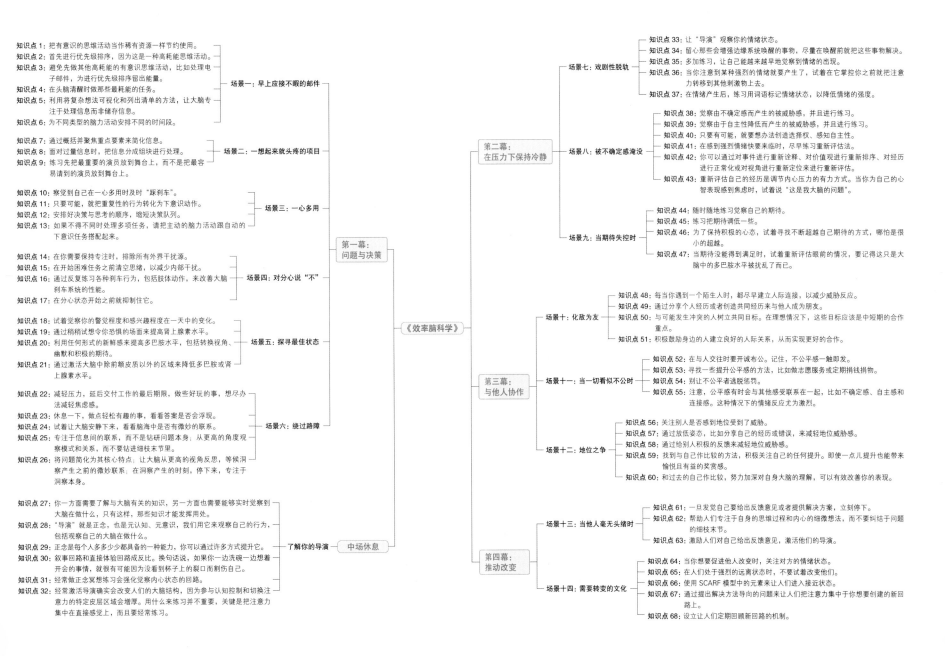

《效率脑科学》

- **第一幕：问题与决策**
  - **场景一：早上应接不暇的邮件**
    - **知识点 1**：把有意识的思维活动当作稀有资源一样节约使用。
    - **知识点 2**：首先进行优先级排序，因为这是一种高耗能思维活动。
    - **知识点 3**：避免先做其他高耗能的有意识思维活动，比如处理电子邮件，为进行优先级排序留出能量。
    - **知识点 4**：在头脑清醒时做那些最耗能的任务。
    - **知识点 5**：利用将复杂想法可视化和列出清单的方法，让大脑专注于处理信息而非储存信息。
    - **知识点 6**：为不同类型的脑力活动安排不同的时间段。
  - **场景二：一想起来就头疼的项目**
    - **知识点 7**：通过概括并聚焦重点要素来简化信息。
    - **知识点 8**：面对过量信息时，把信息分成组块进行处理。
    - **知识点 9**：练习先把最重要的演员放到舞台上，而不是把最容易请到的演员放到舞台上。
  - **场景三：一心多用**
    - **知识点 10**：察觉到自己在一心多用时及时“踩刹车”。
    - **知识点 11**：只要可能，就把重复性的行为转化为下意识动作。
    - **知识点 12**：安排好决策与思考的顺序，缩短决策队列。
    - **知识点 13**：如果不得不同时处理多项任务，请把主动的脑力活动跟自动的下意识任务搭配起来。
  - **场景四：对分心说“不”**
    - **知识点 14**：在你需要保持专注时，排除所有外界干扰源。
    - **知识点 15**：在开始困难任务之前清空思绪，以减少内部干扰。
    - **知识点 16**：通过反复练习各种刹车行为，包括肢体动作，来改善大脑刹车系统的性能。
    - **知识点 17**：在分心状态开始之前就抑制住它。
  - **场景五：探寻最佳状态**
    - **知识点 18**：试着觉察你的警觉程度和感兴趣程度在一天中的变化。
    - **知识点 19**：通过稍稍试想令你恐惧的场面来提高肾上腺素水平。
    - **知识点 20**：利用任何形式的新鲜感来提高多巴胺水平，包括转换视角、幽默和积极的期待。
    - **知识点 21**：通过激活大脑中除前额皮质以外的区域来降低多巴胺或肾上腺素水平。
  - **场景六：绕过路障**
    - **知识点 22**：减轻压力，延后交付工作的最后期限，做些好玩的事，想尽办法减轻焦虑感。
    - **知识点 23**：休息一下，做点轻松有趣的事，看看答案是否会浮现。
    - **知识点 24**：试着让大脑安静下来，看看脑海中是否有微妙的联系。
    - **知识点 25**：专注于信息间的联系，而不是钻研问题本身；从更高的角度观察模式和关系，而不要钻进细枝末节里。
    - **知识点 26**：将问题简化为其核心特点；让大脑从更高的视角反思，等候洞察产生之前的微妙联系；在洞察产生的时刻，停下来，专注于洞察本身。
- **中场休息**
  - **了解你的导演**
    - **知识点 27**：你一方面需要了解与大脑有关的知识，另一方面也需要能够实时觉察到大脑在做什么，只有这样，那些知识才能发挥用处。
    - **知识点 28**：“导演”就是正念，也是元认知、元意识，我们用它来观察自己的行为，包括观察自己的大脑在做什么。
    - **知识点 29**：正念是每个人多多少少都具备的一种能力，你可以通过许多方式提升它。
    - **知识点 30**：叙事回路和直接体验回路成反比。换句话说，如果你一边洗碗一边想着开会的事情，就很有可能因为没看到杯子上的裂口而割伤自己。
    - **知识点 31**：经常做正念冥想练习会强化觉察内心状态的回路。
    - **知识点 32**：经常激活导演确实会改变人们的大脑结构，因为参与认知控制和切换注意力的特定皮层区域会增厚。用什么来练习并不重要，关键是把注意力集中在直接感觉上，而且要经常练习。
- **第二幕：在压力下保持冷静**
  - **场景七：戏剧性脱轨**
    - **知识点 33**：让“导演”观察你的情绪状态。
    - **知识点 34**：留心那些会增强边缘系统唤醒的事物，尽量在唤醒前就把这些事物解决。
    - **知识点 35**：多加练习，让自己能越来越早地觉察到情绪的出现。
    - **知识点 36**：当你注意到某种强烈的情绪就要产生了，试着在它掌控你之前就把注意力转移到其他刺激物上去。
    - **知识点 37**：在情绪产生后，练习用词语标记情绪状态，以降低情绪的强度。
  - **场景八：被不确定感淹没**
    - **知识点 38**：觉察由不确定感而产生的被威胁感，并且进行练习。
    - **知识点 39**：觉察由于自主性降低而产生的被威胁感，并且进行练习。
    - **知识点 40**：只要有可能，就要想办法创造选择权、感知自主性。
    - **知识点 41**：在感到强烈情绪快要来临时，尽早练习重新评估法。
    - **知识点 42**：你可以通过对事件进行重新诠释、对价值观进行重新排序、对经历进行正常化或对视角进行重新定位来进行重新评估。
    - **知识点 43**：重新评估自己的经历是调节内心压力的有力方式。当你为自己的心智表现感到焦虑时，试着说“这是我大脑的问题”。
  - **场景九：当期待失控时**
    - **知识点 44**：随时随地练习觉察自己的期待。
    - **知识点 45**：练习把期待调低一些。
    - **知识点 46**：为了保持积极的心态，试着寻找不断超越自己期待的方式，哪怕是很小的超越。
    - **知识点 47**：当期待没能得到满足时，试着重新评估眼前的情况，要记得这只是大脑中的多巴胺水平被扰乱了而已。
- **第三幕：与他人协作**
  - **场景十：化敌为友**
    - **知识点 48**：每当你遇到一个陌生人时，都尽早建立人际连接，以减少威胁反应。
    - **知识点 49**：通过分享个人经历或者创造共同经历来与他人成为朋友。
    - **知识点 50**：与可能发生冲突的人树立共同目标。在理想情况下，这些目标应该是中短期的合作重点。
    - **知识点 51**：积极鼓励身边的人建立良好的人际关系，从而实现更好的合作。
  - **场景十一：当一切看似不公时**
    - **知识点 52**：在与人交往时要开诚布公。记住，不公平感一触即发。
    - **知识点 53**：寻找一些提升公平感的方法，比如做志愿服务或定期捐钱捐物。
    - **知识点 54**：别让不公平者逃脱惩罚。
    - **知识点 55**：注意，公平感有时会与其他感受联系在一起，比如不确定感、自主感和连接感。这种情况下的情绪反应尤为激烈。
  - **场景十二：地位之争**
    - **知识点 56**：关注别人是否感到地位受到了威胁。
    - **知识点 57**：通过放低姿态，比如分享自己的经历或错误，来减轻地位威胁感。
    - **知识点 58**：通过给别人积极的反馈来减轻地位威胁感。
    - **知识点 59**：找到与自己作比较的方法，积极关注自己的任何提升。即使一点儿提升也能带来愉悦且有益的奖赏感。
    - **知识点 60**：和过去的自己作比较，努力加深对自身大脑的理解，可以有效改善你的表现。
- **第四幕：推动改变**
  - **场景十三：当他人毫无头绪时**
    - **知识点 61**：一旦发觉自己要给出反馈意见或者提供解决方案，立刻停下。
    - **知识点 62**：帮助人们专注于自身的思维过程和内心的细微想法，而不要纠结于问题的细枝末节。
    - **知识点 63**：激励人们对自己给出反馈意见，激活他们的导演。
  - **场景十四：需要转变的文化**
    - **知识点 64**：当你想要促进他人改变时，关注对方的情绪状态。
    - **知识点 65**：在人们处于强烈的远离状态时，不要试着改变他们。
    - **知识点 66**：使用 SCARF 模型中的元素来让人们进入接近状态。
    - **知识点 67**：通过提出解决方法导向的问题来让人们把注意力集中于你想要创建的新回路上。
    - **知识点 68**：设立让人们定期回顾新回路的机制。

TURING 图灵新知

Your Brain at Work

Strategies for Overcoming Distraction, Regaining Focus, and Working Smarter All Day Long

效率脑科学

卓有成效地完成每一项工作

[美] 戴维·罗克（David Rock）/ 著
马梦捷 / 译

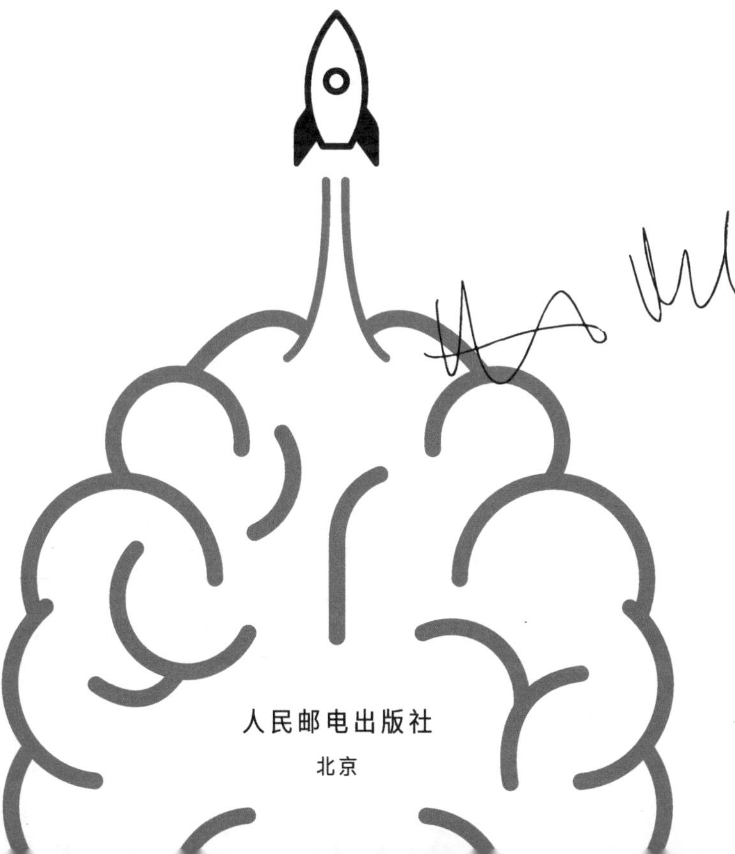

人民邮电出版社
北京

图书在版编目（CIP）数据

效率脑科学：卓有成效地完成每一项工作 / (美) 戴维·罗克 (David Rock) 著；马梦捷译. -- 北京：人民邮电出版社，2022.1

（图灵新知）

ISBN 978-7-115-57971-3

Ⅰ.①效… Ⅱ.①戴… ②马… Ⅲ.①脑科学—关系—工作—效率—研究 Ⅳ.①R338.2②C934

中国版本图书馆CIP数据核字(2021)第252124号

内 容 提 要

脑力是我们所拥有的最稀缺的资源，而且极容易被消耗和浪费，尤其是在工作中，多任务切换、分心、压力等都可能让我们脑仁儿疼，感到身心俱疲，工作效率当然也高不到哪里去。

解决之道就在于，我们需要按照大脑自己的运作规律来行事。本书作者根据最新的脑科学研究成果，耗费数年时间写作了这本工作脑科学著作，其中的方法经过了知名企业的多次验证，切实提高了人们的工作效率。

◆ 著　[美] 戴维·罗克（David Rock）
译　马梦捷
责任编辑　王振杰
责任印制　周昇亮

◆ 人民邮电出版社出版发行　北京市丰台区成寿寺路11号
邮编　100164　电子邮件　315@ptpress.com.cn
网址　https://www.ptpress.com.cn
涿州市般润文化传播有限公司印刷

◆ 开本：880×1230　1/32　拉页：1
印张：9.75　2022年1月第1版
字数：228千字　2025年3月河北第15次印刷

著作权合同登记号　图字：01-2021-3528号

定价：69.80元

读者服务热线：(010) 84084456-6009　印装质量热线：(010)81055316

反盗版热线：(010)81055315

献给 Lisa、Trihity 和 India Rock

赞誉

“简单来说，《效率脑科学》引人入胜地介绍了关于大脑功能、局限和容量方面的研究成果。它教我们如何‘引导’大脑中的化学反应，以实现目标、获得成功。这本书非常值得一读，其中的技能也值得深入学习。”

——史蒂芬·R. 柯维（Stephen R. Covey）

《高效能人士的七个习惯》作者

“在所有介绍‘大脑如何影响我们怎么做、为什么做以及做什么’的书中，这是我读过的最好、最有帮助和最充满智慧的书。读完前四章之后我就觉得自己在安排工作和生活方面的效率提高了一倍。对于所有想要在生活和工作中更高效、更自律的人来说，《效率脑科学》是一本必读的书。”

——沃伦·本尼斯（Warren Bennis），组织发展理论创始人

《成为领导者》作者

“《效率脑科学》通过告诉你大脑是如何工作的，来帮助你提高工作效率!”

——马歇尔·戈德史密斯（Marshall Goldsmith）

全球高级领导者教练领域的先驱

“大多数人最大的局限就是大脑的局限——看似根深蒂固的神经连接让我们偏爱某些感觉和行为，而厌恶另一些。想要接受和应对自己大脑的死板行为，就必须了解诸如工作记忆的局限性、激素的影响、重新评估的力量等反直觉事实。《效率脑科学》将对世界各地的个人和企业产生影响。”

——阿特·克莱纳（Art Kleiner），*strategy + business* 杂志编辑

“戴维·罗克正是帮助我们理解大脑工作原理的正确向导。”

——丹尼尔·西格尔（Daniel J. Siegel），医学博士

美国加州大学洛杉矶分校（UCLA）医学院临床医学教授

“戴维将神经科学领域的最新发现准确地融入商业世界，这些发现将帮助我们改变大脑、改善表现。”

——唐一源，大连理工大学神经信息学研究所所长

“如果你对创造、高效和快乐没有兴趣，那么《效率脑科学》可能不适合你……但对其他人来说，这是一本必读书！”

——克里斯·温克（Chris Wink），“蓝人秀”主创

“领导力属于那些最有觉知的人。《效率脑科学》提供了深刻而实用的工具，帮助你对你的自我、人际关系和周遭世界建立觉知。戴维·罗克的优秀工作成果将帮助我们从内到外地调用整个大脑来进行领导！”

——凯文·卡什曼（Kevin Cashman）

Korn Ferry 全球 CEO、LeaderSource 创始人

《修炼领导力》（*Leadership from the Inside Out*）作者

序言

第一次读到这本书的手稿时，我就问戴维·罗克，我是否可以与我妻子和两个孩子分享其中的内容。这本书清晰实用，设定巧妙：每一个场景都发生在日常工作和家庭生活中，每当故事的主人公在了解和学会应用有关大脑的知识之后，同样的场景就会产生不同的效果。当对自己的心智有了更深的理解后，也就是有了我所称的“第七感”（mindsight）之后，他们就可以有意识地选择如何调动自己的大脑，也就有能力改变自己的行为习惯。

心智，也就是我们调节能量和信息流动的方式，从大脑中产生。所以，新兴的大脑科学必然能够帮助我们提高工作效率。戴维·罗克以准确又易懂的方式阐释了神经科学和认知科学领域晦涩难懂的研究成果。他采访了许多科学家，参观了他们的实验室，并花了数百小时从他们的研究成果中筛选出关于心智和大脑如何影响生活的最新见解。

本书基于严谨的科学研究提供了强有力的思维工具，帮助人们应对工作中的挑战。如果你是一名一线员工，本书中的故事和科学知识会帮你提高工作效率，避免过度劳累；如果你是一名管理者，本书能够让你更知人善任，并在各种项目中游刃有余；如果你是一位领导者，了解大脑的相关知识可以帮助你创立一家员工为之自豪、专注工作、紧密合作的企业。

了解大脑可以锻炼你的心智、提升你的工作表现。对能量和信息流动的调节能力越高，你的效率就会越高，获得的成就感也越大。戴维·罗克正是帮助我们理解大脑工作原理的正确向导，我们十分感激他与我们分享这些来之不易的见解，以及他的幽默感。

丹尼尔·西格尔，医学博士

美国加州大学洛杉矶分校（UCLA）医学院临床医学教授

UCLA 正念认知研究中心联合主任

第七感研究所所长

前言

如雪花般飞来的电子邮件。

海量的信息。

社交网络上不停跳动的提醒。

让你在上午 11 点就心力交瘁的会议安排。

被频繁跳槽加剧的变化和不确定性。

仅有偶尔取得的成功支撑你前行。

如果这一切听起来都符合你的工作现状，那么你选对书了。

本书将帮助你更专注、更高效、更聪明地工作，在压力下仍然保持冷静，缩短冗长的会议日程，甚至是应对最困难的挑战：影响他人。同时，本书也会帮助你成为更好的父母和伴侣，也许还能让你延年益寿。它甚至还能为你煮咖啡。好吧，也许最后一点做不到，但其他几点我都没有开玩笑。

通过让你了解关于大脑的最新的重要研究成果，本书将帮助你改善工作表现。通过了解大脑的运作过程，你能够更加专注、更富有成效地工作。这是因为只有理解大脑，才能改变大脑（你也会在本书中了解到这句话背后的原理）。

我深知大脑是多么容易不堪重负，所以我无意向你灌输复杂的科学理论。相反，本书会让你以大脑喜欢的方式来了解大脑：听故事。这个故事中有两位主人公——埃米莉和保罗，故事讲述了他们在一个普通工作日中经历了一系列挑战。当你旁观埃米莉和保罗度过他们的一天时，世界上最聪明的神经科学家们会为你解释他们为什么在与电子邮件、日程安排和同事作斗争。更棒的是，你还会看到当埃米莉和保罗更了解大脑之后，他们会采取怎样不同的应对方式。

在介绍本书的结构之前，我先交代一下本书的写作背景。我帮助贝莱德、IBM 和微软等公司提高业绩表现。在十余年的工作经历中，我偶然发现，让员工了解大脑知识会使他们的工作表现大为改观，同时也会对他们的生活产生影响。可是放眼四周，我竟然找不到一本可以深入浅出地为职场人士讲解有关大脑的实用科学发现的书，于是我决定自己写一本。

我花了 3 年时间来整理这本书，虽然此前其中部分内容我已经耗费数年之久完成。本书的素材来源于对美国、欧洲和亚太地区的 30 位顶尖神经科学家的采访，并汲取了近年来有关数千项大脑和心理学研究的 300 多篇论文。在撰写这本书的过程中，我得到了神经科学家杰夫里 · 施瓦茨博士的帮助，他是引领我消化这些研究的科学导师。我还围绕职场相关的大脑知识分别在意大利、澳大利亚和美国召开了 3 次峰会。借助这些峰会的成果，我参与创办了一份学术期刊，并在世界各地举办了数百场讲座和研讨会。自本书的第一版问世以来，我已经举办了 14 次国际峰会，并为学术期刊撰写或编辑了 50 多篇论文，这些工作为定义整个神经领导学领域奠定了基础。本书的内容正是在这些活动成果的基础上产生的。

关于我自己的部分就说到这里，下面来说说本书的结构。我希望这本书能对你有所帮助。当你在应对已知宇宙中最复杂的事物——人脑时，那可真是棘手。在尝试过几种不同的表达方式之后，我决定采用戏剧剧本的形式来组织本书内容。

这部戏剧共有四幕。前两幕讲解你自己的大脑，后两幕则侧重于讲解人们如何与其他人的大脑互动。中场休息时，我们会讨论一些故事以外的更深层次的话题。

第一幕名为“问题与决策”，讲解的是思维的基本原理。第二幕名为“在压力下保持冷静”，探讨了情绪、动机以及它们对思维的影响。第三幕名为“与他人协作”，介绍了我们如何更好地与他人相处。第四幕名为“推动改变”，聚焦于如何改变他人，这也是最困难的事情之一。

每一幕都有好几个场景，每一个场景都以埃米莉或保罗所遇到的工作或生活难题为开始，比如一大早就处理让人应接不暇的邮件。这些特定的日常难题是我通过网络问卷收集信息，并根据组织文化调查的研究总结出来的。

看完埃米莉或保罗在每个场景中经历的挑战后，你会了解是大脑的什么特性让他们陷入了困难，以及我采访的神经科学家和其他相关研究对此有什么样的解释。这本书最有趣的部分是每个场景后的“重演”部分。在“重演”中，埃米莉和保罗由于对自己的大脑有了更多认识，因此每时每刻的决策便随之改变。尽管他们的行为只发生了细微的变化，但产生的结果却迥然不同。他们的内心世界在转瞬间发生的变化并不为外人所知，有时却能改变一切。本书将帮助你领会、分析和应用这种变化。

在每个场景的最后，我会从与该场景相关的大脑研究中总结出一些要点。如果你想用这本书更深入地改变自己的大脑，那么每个场景的最后都附有一个具体的行动清单供你尝试。

整本书以“返场”作为结尾，其中总结了相关科学理论，并探讨了这些研究可能会产生的更广泛影响。我还列出了一系列可供深入学习的资源清单，以及本书参考引用的研究成果，以便清楚说明我从哪里以及如何得出了本书的观点。如果你愿意的话，也可以自行研读这数百项科学研究成果。

演出即将开始，让我们先来了解一下主人公的背景故事。四十岁出头的埃米莉和保罗生活在一个中型城市，他们有两个十几岁的孩子，分别叫米歇尔和乔希。埃米莉是一家承办大型会议的公司的主管，保罗则是一名独立执业的 IT 顾问，他早年曾在大公司工作过。

本书的故事发生在一天之内。这是一个寻常的周一，也是埃米莉升职之后的第二周。她现在掌握着更高的预算，管理着更大的团队。她对自己的新角色感到很兴奋，希望上任后有个良好的开端，但她也有一些新技能需要学习。另外，保罗正在争取一个新项目，他希望这个项目能帮助自己走出已经待了五年的家庭工作室，搬入一间更大的办公室。尽管工作繁忙，保罗和埃米莉还有很多其他的希望和梦想，包括好好抚养他们的孩子。

让我们拉开帷幕，开场吧！

目 录

在第三幕中，你将从大脑的角度观察社交世界，并发现社交领域的各个方面可以产生接近或远离反应。你会了解到，在很大程度上，人们的大量行为被社交威胁最小化和社交奖赏最大化的愿望所无意识地驱动。

在第四幕中，你会发现改变他人很难，了解到一种新的互动方式，能够帮助他人获得关于解决方法的洞察。你会学到如何改变文化，并明白改变的真正动力是改变大脑。你发现想要改变文化，就需要创造安全感，因为安全感深深地影响着大脑，然后你还需要让人们产生新的大脑连接，并帮助新回路逐渐扎根。

① 请扫描封底二维码，提取延展阅读和本书思维导图。——编者注

第一幕
问题与决策

在当今社会中，越来越多的人从事思考工作，而非只是执行例行任务。然而，由于大脑的一些生理性限制，无论在什么时候，进行复杂决策和解决新问题都是困难的。令人惊讶的是，改善大脑表现的最好方法之一是去了解它的局限性。

在第一幕中，埃米莉会了解为什么思考需要消耗如此多的能量，并学会处理大量任务的办法。保罗会了解大脑空间的局限性，并学会如何应对信息过量的问题。埃米莉会明白为何一心多用这么难，并重新思考该如何安排自己的工作。保罗会发现为何自己这么容易分心，在学会如何才能保持专注之后，他还找到了让大脑保持在“甜蜜点”的方法。在最后一个场景中，埃米莉会发现自己解决问题的技巧有待改善，并学会了如何在关键时刻取得突破。

场景一：
早上应接不暇的邮件

现在是周一早晨 7 点半，埃米莉吃完早餐，起身与保罗和孩子们吻别后就开车上班去了。整个周末她都忙于应付孩子们之间的争吵，现在她希望能够全身心投入自己的新职位。她一边驶向高速公路，一边想着如何给新的一周开个好头。开到一半时，她想到了一个关于新会议的点子。由于在开车，因此她不得不努力把这个点子牢记在心，免得等会儿又忘记了。

8 点时，埃米莉来到办公桌前。她打开计算机，准备详细地写下那个关于新会议的点子。然后，她发现了一件可怕的事：200 封电子邮件扑面而来。她有 50 多条来自公司聊天室的消息，还有几十条有关另外两个项目的提醒。焦虑感席卷而来。光是回复这些邮件就得花上一整天，而她今天还有几个小时的会要开，有三个任务得在今晚 6 点前完成。她对升职的喜悦已经开始消退了。尽管她很高兴能够拿到更高的薪水、承担更多的责任，但她不知道该如何应对更大的工作量。

半小时过去了，埃米莉发现自己只回复了 20 封邮件，她还没有打开同事们发来的消息，而那些可能是急需处理的信息。她得抓紧了，于是她试着一边收听语音信息，一边阅读邮件。她开了个小差，担心这么大的工作量将会如何影响她与孩子们的相处时间。她记起以前在工作上忙得不可开交时，自己是如何冲他们发火的。然后，她又想起了她曾经对自己许下的承诺——努力实现自己的事业理想，为孩子们树立一个好榜样。恍惚中，她不小心删掉了老板发过来的语音邮件。

误删信息所引发的肾上腺素飙升将埃米莉的注意力拉回现实。她不再回复邮件，转而思考今天要完成的几项任务：写新会议提案、准备营销文案、决定新助理人选。还有所有这些等待处理的电子邮件，以及几十个需要跟进的相关问题。她花了几秒试着给这些事排一个优先次序，但大脑一片空白。她又花了几秒努力回想很久以前上过的时间管理培训课程的内容，但一无所获。于是埃米莉重新开始回复邮件，尽力加快打字速度。

到 9 点时，埃米莉已经回复了 40 封电子邮件，还同时应付着同事发来的重要消息。但是，随着这一天的开始，现在有 120 封电子邮件在等待她的处理，她根本没时间去琢磨她的新点子。尽管她有心开个好头，但结果不尽如人意。埃米莉该如何应对这一天、这一周，以及她的新职位呢？

埃米莉并不是唯一一个有此困扰的人。世界各地的工作者都感染了“应接不暇”这种流行病。对有些人来说，这是升职带来的压力；对另一些人来说，这是裁员或企业重组造成的；但对大多数人来说，每天都不得不应对源源不断的、令人崩溃的工作量。随着世界数字化、全球化、扁平化和重组，“事情太多”已经成了我们最常见的抱怨。

如果埃米莉想在不损害健康和家庭关系的前提下在新职位上更高效地工作，她就需要改变自己大脑的工作方式。她需要新的神经回路来应对更庞大和更复杂的待办任务清单。

问题是，每当要做出决策和解决问题时，就像埃米莉今天早上试图做的那样，大脑往往会表现出惊人的局限性。尽管大脑功能强大，但一心二用时，即便是哈佛大学的高才生，其大脑水平也会降低到 8 岁小孩的水平。在这个场景以及接下来的几个场景中，埃米莉和保罗将会了解心智表现的生物性局限。在这个过程中，他们也将学会更多让大脑保持聪明的方法来应对日常挑战。随着他们改变自己的大脑，你也将有机会改变你的大脑。

每个人脑中都住着“金凤花”

做出决策和解决问题的能力很大程度上依赖于大脑中一个叫前额皮质的区域。这一区域位于大脑的外围，也就是下图中灰色弯曲的部分。这一部分厚约 0.1 英寸①,像一层床单一样覆盖着大脑。前额皮质位于额头后方，是整个大脑皮质的一部分。它是人类大脑在演化过程中最后发展起来的主要区域，仅占大脑剩余部分体积的 4% 到 5%。

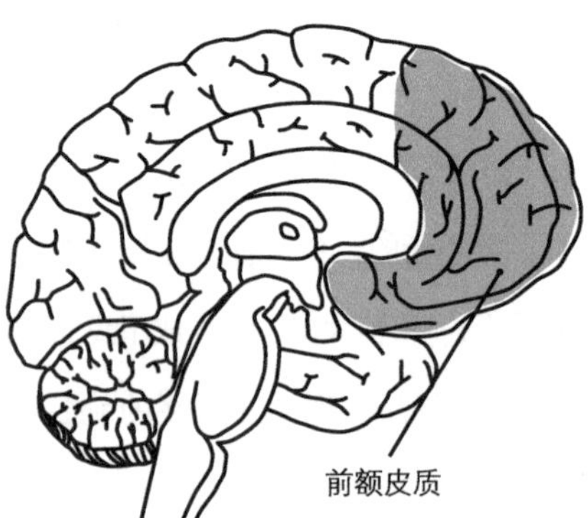

① 1 英寸≈2.54 厘米。——译者注

不过，你可别小看它了。就像钻石和浓缩咖啡一样，有些好东西就是袖珍的。没有前额皮质，你就无法设定任何目标，连想着“去商店买点牛奶”都做不到。你也无法制订计划，无法对自己说：“去山上的商店买点牛奶，然后再走回来。”你无法控制冲动，如果你在寒冷的日子里突然想要躺在被太阳晒得暖洋洋的马路上，你就会立刻付诸行动，并因此陷入麻烦。你无法解决问题，比如搞清楚在汽车从你身上碾过去之后，你该如何去医院。你很难想象出从未亲眼见过的场景，所以你不知道该带些什么去医院。最后，你无法进行创造性思考，所以当你从医院回到家时，没办法编一个“善意的谎言”告诉妻子发生了什么。

前额皮质是你与世界进行有意识互动的生物基础，是大脑的思考核心，它让你在生活中不会进入“自动驾驶”模式。在过去的几十年里，神经科学家们对大脑的这一区域有了重大发现，特别是由美国耶鲁大学医学院神经生物学教授埃米·安斯坦（Amy Arnsten）领导的团队取得了显著成果。与她已故的导师帕特里夏·戈德曼－拉基（Patricia Goldman-Rakie）一样，安斯坦在职业生涯中致力于揭开前额皮质的神秘面纱。“前额皮质在任何时候都承载着我们的思想内容，”安斯坦解释道，“有些想法不是由外部信源或感官产生的，而是我们自行产生的。我们把想法保存在前额皮质之中。”

尽管前额皮质很有用，但它也有很大的局限性。为了形象地看待它的局限性，你可以想象一下，用于在头脑中保持想法的大脑资源相当于你口袋里的零钱，而你的大脑其他部分的处理能力相当于整个美国经济的总和（也许是2008年金融危机发生之前的经济状态）。安斯坦解释道："前额皮质就像大脑中的'金凤花姑娘'[①]。它需要一切都刚刚好，否则就无法很好地运作。"让前额皮质所需要的一切都"刚刚好"是埃米莉需要学习的技能，这样她才能自如地应对新职位中面临的海量信息。

大脑舞台

我将采用比喻的方式来讲解前额皮质，这个比喻会贯穿全书。把前额皮质想象成一个小剧院的舞台，剧院中的每个演员都扮演一个特定的角色，演员代表你关注的信息。有时，这些演员像正常演员一样从舞台的一侧入场。当外部信息引起你的注意时就是这种情况，就像埃米莉看着她的计算机下载数百封电子邮件时那样。

然而，这个舞台跟普通剧院中的舞台还是有些不同的。观众席上的观众有时也会上台表演。观众代表你内心世界的信息：你的想法、记忆和想象。舞台上的内容代表你此刻所关注的东西，它既可以是外部信息，也可以是你内心世界的信息，或者是这两者的任何组合。

一旦演员登上了你的注意力舞台，你就可以跟他们一起做很多有趣的事情。比如，当你要理解一个新想法时，你就把新演员带到舞台上，并花上充足的时间观察他们如何与观众（那些你大脑中本来就有的信息）互动。埃米莉在试着理解每封电子邮件的内容时就是这样做的，我希望你此刻阅读这本书时也在这样做。再比如，当你想做出决

① 在美国童话《金凤花姑娘与三只熊》中，金凤花姑娘喜欢"刚刚好"的事物，所以作者拿她类比前额皮质。——编者注

策时，你就让多位演员登上舞台，然后比较他们，最后做出价值判断。埃米莉决定如何回复电子邮件时就是如此。

当你要回忆信息，也就是把过去的记忆带回脑海中时，你会把某位观众带到舞台上。如果那段记忆比较久远，那么它可能坐在观众席后排的黑暗角落中，找到它得费些时间和精力，而且你可能会在寻找的过程当中分心。埃米莉努力回想时间管理培训课程中关于如何应对电子邮件的技巧，但这些信息坐在观众席后排，太远了，所以她放弃了。为了记住信息，你需要让演员走下舞台，进入观众席。埃米莉试着一边开车，一边记住一个关于新会议的点子，但发现这么做很累人。

有时候，学会忽视某个演员、让他远离舞台也很重要。比如，你在午餐前有个紧急任务要完成，你正试图在这件事上集中注意力，但关于午饭的念头总是时不时地蹦进你的脑海，每次都让你分心半分钟。抑制某个想法，即让某些演员远离舞台，需要耗费大量的精力，但它对在生活中保持高效非常重要。正是当埃米莉心不在焉地思考自己该如何应对新职位时，她误删了老板的语音邮件。

理解、决策、回忆、记忆和抑制，这五项功能构成了有意识思维的主要部分。这些功能组合起来，就能用来制订计划、解决问题、与人沟通和完成其他任务。每一项功能都需要大量使用前额皮质。运用这些功能需要海量的大脑资源，远比埃米莉以为的要多得多。

舞台需要大量灯光

前几天，我和妻子上山去本地商店买牛奶。（就为了买点儿牛奶，够搞笑吧？）爬山时，我妻子问了我一个问题，我不得不停下脚步来回答她。众所周知，爬山需要费力气，但其实有意识的心智活动也需要费力气。而我当时没有足够的精力来同时做到这两件事。

与自动的大脑功能相比，比如保持心跳和呼吸，有意识的心智活动消耗新陈代谢燃料的速度要快得多。大脑舞台需要大量的能量才能运作，就好像灯光离舞台很远，所以你需要打开很多盏灯，还要把灯全都调到最亮，才能看到舞台上的演员。更糟糕的是，用于照亮舞台的灯光电力是有限的，会越用越少，就像电池需要经常充电。

这种局限性的第一个临床证据发现于 1898 年。科学家 J. C. 韦尔什（J. C. Welsh）测量了人们同时进行脑力和体力劳动的能力。她先给被试布置一项思考任务，然后要求他们一边思考，一边尽最大力量拉动测力计（一种测量力量的机器）。测量结果显示，几乎所有的思考任务都会降低被试能使出的最大力量，很多思考任务能降低一半左右的力量。

使用大脑舞台进行耗费能量的工作，如安排会议，可能会让你在一个小时之内筋疲力尽。相比之下，卡车司机却可以日夜兼程地开车，他的这项能力只受到睡眠需求的限制，因为驾驶卡车不怎么需要用到前额皮质（除非是一名新司机驾驶着一辆新卡车，或行驶在一条新路线上）。例行开车主要用到的是大脑的另一块区域，名为基底神经节。基底神经节由四部分组成，它们驱动人们进行那些无须主动注意的日常行为活动。从演化的角度来看，基底神经节是大脑中较为古老的部分。它很节能，所受的限制总体上也比前额皮质少。只要你重复一项活动，哪怕仅有几次，基底神经节就会开始接管这项活动。基底神经节和其他许多大脑区域都在潜意识下运作，这也解释了为什么埃米莉可以一边开车一边思考有关会议的问题。

前额皮质消耗葡萄糖、氧气等代谢燃料的速度比人们以为的更快。美国佛罗里达大学的罗伊·鲍迈斯特博士（Dr. Roy Baumeister）解释道:“我们用于决策和控制冲动等活动的能量是有限的。当这些能量用完时，我们就没有能量用于下一个活动了。”做完一个艰难的决定，做下一个决定会变得更加艰难。你可以喝点葡萄糖饮料来补充能量。鲍迈斯特用加了葡萄糖或代糖的柠檬水测试了这一假设，并证实了这类补充能够显著影响表现。

鲍迈斯特的话是对大脑运作机制的一个重要发现。由于大脑舞台需要消耗大量能量才能运作，因此你对舞台的控制能力极其有限，而且这些能量会随着使用而逐渐耗尽。这解释了生活中的许多现象，比如在疲惫或饥饿时，你会很容易分心；或者熬夜到凌晨两点时，你的脑子就转不动了。这不是你的问题，而是你的大脑的问题。你以最佳状态进行思考的时间是有限的。所以，很多时候不是“再努把力”就可以了。

为什么大脑舞台需要这么多能量才能运作？一些科学家认为，前额皮质对能量如此如饥似渴，是因为它刚刚演化出来没多久，并需要进一步演化以满足当今人们对于处理信息的需求。不过，换个角度看，理解了大脑进行决策等活动的运作过程后，你可能会为自己在这种情况下还能拥有如此杰出的能力而感到惊讶。这时你可能会选择尊重大脑的局限性，而不是与之对抗。让我们回到埃米莉的故事中去探讨一下这个想法。

早上 9 点时，埃米莉走进会议室。大量信息涌入她的大脑：三位同事同时在说话所发出的嘈杂声，讲解板、西装和墙上艺术画所展现的鲜艳色彩，各种形状与动作，十几张人脸。在那一刻，大量复杂的信息涌入她的大脑，即使是超级计算机也会瘫痪。在步入办公室的过程中，埃米莉用短期记忆来处理涌入的信息。涌入她脑中的大部分信息在 20 到 30 秒之后会自行消失，就像几百位新演员跳上舞台，随即就下台了。如果一分钟后你问埃米莉她刚刚看到了什么，她将无法说出谁穿了什么，或者讲解板上写了什么，除非她之前特意停下来，并记下了这些内容。

过了一会儿，埃米莉想起来她为什么来会议室——为了邀请一位名为马德琳的新同事一起喝咖啡。现在，她的大脑必须同时处理三件非常消耗能量的事。处理这三件事涉及她大脑的许多部分，而她的前额皮质统领着整个过程。首先是这间会议室的信息，包括视觉信息和听觉信息。这些信息持续涌入她的短期记忆，但现在她必须主动观察这些信息，就像在停车场里找自己的车一样。她需要努力让信息在大脑舞台上保留一段时间，而这种努力会消耗能量。

其次，埃米莉必须回忆起马德琳的模样，以便与涌入脑中的信息做比较。马德琳的脸部图像是埃米莉从长期记忆中的数万亿比特数据里挖掘出来的，她需要将代表马德琳图像的大脑回路保持在活跃的状态，也就是说，让这个演员待在大脑舞台上，这也需要精力和能量。

最后，埃米莉还得记得“喝咖啡”一事，否则当她找到马德琳时，她会忘记自己要找马德琳干什么。

这三件事——“密切观察涌入的信息”“马德琳”和“喝咖啡”需要同时保持活跃。与此同时，新信息持续涌入她的短期记忆，它们可能会扰乱这三件事。现在，埃米莉需要消耗能量来让三位演员待在舞台上，并让那些争先恐后上台的演员离开舞台。

埃米莉找到了马德琳。“我们去哪里喝咖啡?”走出会议室时，马德琳问道。“我暂时也想不到去哪里，”埃米莉回答，“咱们边走边看吧。”

埃米莉的故事说明什么？也许你“发现”了（现在轮到你把演员保留在自己的大脑舞台上了），大脑舞台就是一头饥饿的猛兽。你有多种选择来看待这条信息。第一种选择是哀叹人类大脑的运作限制。第二种选择是让你的助理出去买点葡萄糖粉，或者使用当今现成的解决方案：喝点可乐（这个选择可能会有帮助，但也会带来一些不幸的副作用，比如发胖、花更多的钱看牙医，或者增加患上2型糖尿病的风险）。第三种选择，也是我比较推荐的选择，是反思你将如何重视和利用大脑舞台的资源。

舞台资源是一种有限资源，就像股票、黄金或现金一样。想象一下，埃米莉其实可以以严格控制支出的方式，像公司管理金融资产一样来管理她用以思考的舞台资源。但是埃米莉挥霍了她的资源，她试图一边开车一边思考关于新会议的点子，使她的大脑在上班前就疲惫不堪。然后，她一大早就开始处理电子邮件。处理大量信息会消耗大量资源，这可不是宝贵资产的最佳用途。

记住这个新观点：每一次使用舞台资源时，都要把它分配给重要的事情。舞台资源是有限的，所以不能浪费。不管怎么努力，你都不可能像卡车司机开车那样，持续一整天坐在那里做出绝佳决策。

首先进行优先级排序

如果知道大脑舞台多么消耗能量，埃米莉就会以不同的方式开启她的周一早晨。最大的不同是，她会首先为各项事务进行优先级排序，而不是先做其他大量消耗能量的事情，比如回复电子邮件。这是因为，为各项事务进行优先级排序本身就是最耗费大脑能量的事情之一。

即使只是先进行了一点点脑力劳动，你也可能没有多余的能量来进行优先级排序了。用大脑舞台做像优先级排序这样高耗能的事情，就像你在公园里看到大家玩儿玩具直升机的情景（本来说是给孩子们买的，最后都是爸爸们在玩儿）。一旦爸爸让直升机升降几次之后，它就再也飞不起来了，因为电量太低了。眼看着直升机离开地面向上飞了一小段距离，然后又摔了下来。而且你越试，电量就越低，所以最好充一会儿电之后再玩儿。与此相似，回复 10 分钟电子邮件会耗尽进行优先级排序所需要的能量。埃米莉便是如此，她无法安排好一天的事务，转而去处理电子邮件了。要理解为什么进行优先级排序会消耗如此多的能量，我们得先了解让不同演员登台的难易程度。

有些演员更难登台

这个关于大脑的见解非常有用，而且意义深远，因此请容我慢慢道来。人们能够很轻易地回想起刚刚发生的事情，因为这些回路很“新鲜”，就像找到坐在前排的观众那样，大脑很容易访问它们。让我们来做个实验验证一下。试着在脑中回想你上一餐吃了什么，这通常不费吹灰之力。把近期事件带上舞台是一种相对快捷、轻松的脑力活动，就像把前排观众带到舞台上那样。

现在，请回想一下你10天前的午餐吃了什么。除非你有固定的用餐模式（“我每天中午都吃金枪鱼三明治”），否则，回忆那顿饭要比回忆最近的一餐多花好多时间和精力。回忆10天前的午餐所需要用到的回路坐在观众席后排，所以你得花更多时间来扫视观众席才能找到它。记忆研究专家表示，要想回忆起早期的事件，需要按时间顺序梳理此刻与当时之间所发生的一系列事件。就像埃米莉试图回忆培训课上所学到的邮件处理技巧时那样，记忆越久远，要花的时间就越长，消耗的注意力和精力也就越多。

现在，想象一下你在中国的一家日本餐厅工作，要为6个人准备午餐。如果你是一位在中国工作的日本厨师，那就是小菜一碟！但对于我们其他人来说，由于观众席里没有现成的图谱[①]，因此我们不得不寻找合适的观众，并把他们拼凑成代表这顿午餐的场景。你可能会先在头脑中搜寻餐厅的场景，然后找出6个朋友的形象，再想象中国的样子。这不是把一位演员，而是把20位演员带到舞台上，而这需要花

---

① 图谱：类似于回路或网络。大量神经元由突触连接在一起形成一个更大的模式。

费更多的时间和精力。大脑喜欢尽可能少地消耗能量，因为它是在代谢资源匮乏的岁月中演化出来的。因此，不管是努力思考，还是进行其他消耗代谢资源的活动，你都会感到不太舒适（如果努力是一种乐趣，那么大多数家庭里就不会有电视遥控器、电动车窗或洗碗机了）。

想象你从未见过的事物会花费很多能量和精力。这在一定程度上解释了为什么人们花更多的时间去思考问题（他们已经看到的东西）而不是解决方案（他们从未见过的东西），这也解释了为什么设定目标如此困难（设想未来是一件难度很高的事）。丹尼尔·吉尔伯特（Daniel Gilbert）在 2006 年出版的《哈佛幸福课》一书中深入探讨了这一发现的含义。他阐述了人类对未来情感的预估能力有多么糟糕，并把这一概念称为情感预测（affective forecasting）。吉尔伯特展示了人们如何根据今天的感受来预测未来会有的感受，而不是正确地评估他们在未来可能会有的心理状态，因为这确实很难。

当然，这也解释了为什么进行优先级排序如此困难。排列优先级需要发挥想象，然后还得在脑中“把玩”那些你没有直接经验的想法。埃米莉如何才能判断招聘一位新助理和写会议提案哪个更容易？她还没有做这两件事，所以它们都不在她的观众席内。更重要的是，排列优先级涉及我在前文中提到的每一项功能：理解新想法、做出决策、回忆和抑制，这些活动都是同时进行的。这时候大脑简直是在进行铁人三项运动。

就像滑雪场用不同颜色的标志来标明不同难度的滑道一样，脑力任务的难度也有绿色、蓝色和黑色之分。进行优先级排序绝对是条黑色滑道，甚至可能是个双黑滑道，至少在这个充满了各项概念的知识经济社会中如此。你得在精力充沛时做这件事，否则可能会摔倒并滑坡。

运用视觉画面

显然，首先进行优先级排序是很重要的。假设埃米莉的确先从优先级排序入手，此刻她头脑清醒，体内可调用的葡萄糖也很充沛，那么她还可以做些什么来最大限度地提高进行优先级排序的能力呢？为了减少处理信息所需要的能量，你可以利用视觉画面，也就是让脑海中浮现画面。例如，你现在正在通过大脑舞台的比喻来学习一个复杂的科学概念，即前额皮质的功能。将概念想象成视觉画面会调用位于大脑后枕叶的视皮质。这个区域可以通过真实的画面、隐喻或故事等任何能在头脑中产生图像的事物来激活。

视觉画面之所以如此实用有两个原因。一个原因是，它们是非常高效的信息结构。当你的脑海中浮现出你的卧室的画面时，这个画面蕴含了大量的信息，包括几十个物体之间的复杂关系、它们的大小和形状、相对位置，等等。比起这幅画面，把所有这些信息转化成文字所需要的能量要多得多。

另一个原因是，大脑在创造包含物体和人物互动的心理意象方面有着悠久的历史。视觉过程已经演化了数百万年，这种机制效率很高，特别是与有关语言的回路相比。研究表明，当你让人们解决一个逻辑问题时，如果你不用非实体性概念，而是用人际互动来解释这个问题，那么他们解决这个问题的速度会大大加快。

为大脑减负

将复杂想法可视化是有效利用大脑有限资源的方法之一。另一种方法是尽量为前额皮质减负。如果埃米莉在纸上写下当天要完成的四个任务，她在比较这些任务时就无须把它们一一记在脑子里。使用实体物件也能取得同样的效果，比如用订书机、笔和尺子来代表每个待办任务。总之，要把想法从脑子里转移到现实世界当中，继而把大脑舞台留给那些最重要的功能，这样才能消耗最少的能量来获取最优的效果。

如果埃米莉一早就把待办事务从脑中转移到现实世界中进行比较，并且把它们排好优先级，那么她还可以做一件事来最大限度地提高这个早晨的效率。舞台消耗电力的速度很快，随着灯光变暗，让演员待在正确的位置，同时阻止其他人员上台会变得越来越困难。这意味着你得在头脑最清醒时做那些最消耗脑力的任务，比如在清晨，或者在休息或运动之后。前额皮质与肌肉等身体其他耗能部位差不多，用一会儿就累了，但好好休息一会儿之后就能够继续投入工作。在精力充沛时，做一个艰难的决定可能需要 30 秒，但在精疲力竭时，你可能根本无法做决定。

了解脑力活动对于能量的需求，并相应地安排工作是很有帮助的。你可以尝试不同的时间安排。一个技巧是根据用脑类型，而不是任务主题，将工作安排进不同的时间段之中。比如，假设你同时负责多个项目的创意写作，你可以把它们都安排在周一来做，这些任务需要你头脑清晰。人们通常不会这么做——要么每次只做一个项目，要么任务一来就立马开始处理。他们一会儿进行高度抽象的思考，一会儿思考更为细节的内容，一会儿又同时兼顾多项任务并不停切换。与之相反，你可以把一天分为几个时间段，例如进行创意写作的深度思考时间段、用于开会的时间段，以及用于回复电子邮件的日常事务时间段。深度思考需要耗费更多能量，所以尽量把这类工作安排在同一个时间段内，比如清晨或者深夜。这个技巧的一大好处是，改变任务类型时，你就让大脑得到了休息。就像进行体育锻炼时，你不会用一整天来举铁。你会举一会儿铁，然后做一些有氧运动，再做一些伸展运动。每次改变运动模式时，你的肌肉就会以新的方式得到锻炼，一些肌肉在休息，而另一些肌肉在运动。这跟将不同类型的脑力活动混搭很像。通过混搭，你能让大脑尽可能地得到休息。

关于优先级排序的最后一个领悟：坚决不让不该登台的演员登台。这意味着，不去思考那些不必要思考的问题，不去关注那些非紧急的任务，除非或直到那些事情变得至关重要。学会拒绝那些非优先的脑力任务是很困难的，但非常有帮助。一个减少不必要思考的方法是把任务委派给别人。那么如何判断哪些任务适合委派出去，哪些不适合呢？和进行优先级排序一样，这件事需要耗费大量精力，所以最好在头脑清醒的情况下进行判断。另一个方法是，在掌握某个项目的所有信息之前，不要去处理这个项目。既然以后会获得有关这个问题的更多信息，那就暂且不要浪费精力去解决这个问题。总而言之，用于做出好决策的大脑资源十分有限，你要利用一切机会节约资源。

现在，让我们带着从本场景中学到的知识回到埃米莉的故事中，看看当埃米莉了解了前额皮质的局限性以后，她会以怎样不同的方式来度过这一天。

重演：早上应接不暇的邮件

现在是周一早晨 7 点半，埃米莉吃完早餐，起身与保罗和孩子们吻别后就开车上班去了。整个周末她都忙于应付孩子们之间的争吵，现在她希望能够全身心投入自己的新职位。她一边驶向高速公路，一边想着如何在这周取得最佳工作表现。她想到了一个关于新会议的点子，并在等红灯时迅速用语音把这个点子记录在了手机上，因为她知道自己不应该费脑筋记住点子。随后，她打开收音机，在音乐声中放松了下来。

8 点时，埃米莉来到办公桌前。她打开计算机，准备做一些与新会议相关的工作。然后，她看到邮箱里有几百封电子邮件，还有一堆提醒和即时信息。焦虑感席卷而来。新增的工作压力开始取代升职的喜悦。尽管她很高兴能够拿到更高的薪水、承担更多的责任，但她不知道该如何应对更大的工作量。光是回复这些邮件就得花上一整天，而她今天还有几个小时的会要开，有三个任务得在今晚 6 点前完成。

随着焦虑感越来越重，埃米莉觉得有必要先为各项事务排列优先级，但她知道这会花费很多精力。她关上计算机和手机，走到白板前。尽管很好奇那些邮件的内容，但她知道过一会儿再处理也不迟。

她刻意不去想那些邮件，而是在白板上画了四个小方块，分别是“会议”“招聘助理”“写作”，以及“回复邮件”。然后她想起了那个关于新会议的点子，于是把它也写了上去。

埃米莉没有把这些想法都留在大脑舞台上，而是写了出来，这样她就有精力把它们好好比较一番了。这个小小的举动带来了很大的不同：她的处理能力可以全部用来考虑不同项目之间的关系。她打量着每个方块，然后后退了一步，试着排序。接着她意识到，最困难的任务是招聘助理，所以她决定先集中精力处理这件事情。埃米莉花 40 分钟浏览了所有求职者的简历，这样她就能在下班前确定合适的人选。然后她决定用这个小时剩下的 10 分钟查收电子邮件，看看是否有紧急的事务要处理。

不到一个小时之后，埃米莉已经确定了合适的助理人选，并安排明天与这位候选助理乔安妮进行最后一轮面试。埃米莉还回复了几封邮件。尽管还有许多邮件等待回复，但她计划在下班前最后一小时再处理它们。她留出午饭前的时间，关掉手机和计算机，集中精力写下了关于新会议的计划。她计划明天再考虑营销方面的事情，因为思路清晰的她明白，一天处理一个困难项目就够多了。更何况，营销任务也不是那么紧急。她为这一天、这一周和自己的新职位开了个好头。

认识大脑

- 有意识的思维活动涉及大脑中数十亿神经元之间极为复杂的生物交互过程。

- 每当大脑进行有意识的思考时，它会显著消耗有限的能量资源。
- 有些脑力活动比其他脑力活动消耗的能量多得多。
- 最重要的脑力活动，比如为事务排列优先级，花费的精力往往最多。

脑力善用

- 把有意识的思维活动当作稀有资源一样节约使用。
- 首先进行优先级排序，因为这是一种高耗能思维活动。
- 避免先做其他高耗能的有意识思维活动，比如处理电子邮件，为进行优先级排序留出能量。
- 在头脑清醒时做那些最耗能的任务。
- 利用将复杂想法可视化和列出清单的方法，让大脑专注于处理信息而非储存信息。
- 为不同类型的脑力活动安排不同的时间段。

场景二：
一想起来就头疼的项目

现在是上午 10 点半。保罗从打印机里拿出一沓仍有余温的纸。这是一份长达 50 页的软件项目介绍。好消息是，这是他目前为止接到的最大的项目。坏消息是，他得在一个小时内向客户提交报价提案，因为他们要在今天的午餐会中讨论该项目。

当保罗在四天前收到该项目的介绍时，他就已经打算开始写提案了。但他草草看了一遍介绍，觉得好复杂，接着就被其他事情分散了注意力。因为他通常只需要一个小时就能写好一份提案，所以今天之前他都没怎么担心过这个问题。只是他没注意到，这个项目比普通项目要大得多。

等保罗仔细阅读完项目介绍时已经 11 点了，他只剩 30 分钟来写提案了。终于，他开始准备数据表。不知不觉中，他花了 10 分钟才找对公式。他意识到，自己还需要花好几个小时来整理数据才能得出一份准确的报价。

这份提案的难点在于，项目涉及的信息量太大，保罗很难把它们一下子全记在脑子里。上周，他一看项目介绍就头疼，这就是为什么他当时没有继续看下去，现在他又开始头疼了。这个项目复杂到他都不知道从何处下手。有那么几分钟，保罗在已经拥挤不堪的大脑舞台上又塞进了一个新想法：他怀疑自己有拖延症。他决定按部就班地写这份提案。他打开一个表格，打算一行一行地快速计算报价。几分钟后他发现，这要花几个小时才能做完。他需要改变策略。

保罗决定先快速起草提案的大致措辞，最后再把报价填进去，他希望在写文案时能获得一些灵感。11 点 25 分了，保罗还剩下最后 5 分钟，他慌神儿了，随便猜了个数字就填了进去。为了安全起见，他故意高估了一点儿。但保罗还是担心自己可能漏掉了一些费用，于是他又把那个数字翻了个倍。就在他准备把这份提案发给客户时，他注意到一个错别字。可是当他去修改这个错别字时，计算机死机了。宝贵的时间就这样被浪费了。他比预定时间晚了 5 分钟才把提案发到客户邮箱，心里暗暗希望客户不会注意到这一点。几分钟后，他把提案副本打印出来时又发现两个语法错误。保罗感到很挫败。他试着把自己的感受放到一边，为开会做准备，但他的挫败感一直挥之不去。

正如你在场景一中所看到的那样，你做出决策和解决问题的能力会受到高耗能的前额皮质的限制。保罗在本场景中遇到了前额皮质的第二个局限性：无论何时，大脑能够同时容纳和处理的信息量是有限的，这是因为舞台空间比一般人想象的要小。保罗必须快速理解大量信息，才能在今天上午做出一系列重要决策。要做到这一点，他需要学会最大限度地利用前额皮质的有限处理空间。

舞台空间很小

大脑舞台的空间可能比你想象的要小。它更像是儿童卧室里的游戏舞台，而不是卡内基音乐厅的舞台。因此，它一次只能容纳少数几个演员。登台的演员太多，就会有人被挤下去。由于空间如此狭小，因此大脑舞台很容易就不堪重负或者犯错。

那么，舞台空间到底有多大呢？这个问题困扰科学家们很久了。你也许从未听说过乔治·A. 米勒（George A. Miller）这个人，但你可能听说过他在 1956 年得出的一项研究结果。米勒发现，一个人最多可以在脑中同时记住 7 件事物。米勒的这一结论广为人知。但麻烦在于，这个结论是错误的，或者至少是被误解了。这种误解可能会造成很多人的焦虑：人们发现自己无法同时记住那么多信息，所以他们觉得自己有问题。

这些倍感焦虑的人现在终于看到了希望。2001 年，密苏里大学哥伦比亚分校的尼尔森·考恩（Nelson Cowan）进行了一项广泛的研究，他发现，人们能同时记住的事物数量可能不是 7 件，而是 4 件，并且还要取决于这 4 件事物的复杂程度。如果只是 4 个数字，那就没有问题。如果是 4 个长单词，那就有点儿困难了。如果是 4 句话，那就相当难了，除非是人们非常熟悉的 4 句话，比如早就背下来的祈祷文或者朗朗上口的广告语。参与这项调查的被试们还都是年轻人。想想吧，4 句话而已，真的不算多。难怪开会时场面总是乱糟糟的，毕竟没人知道会议上大家都在讲些什么。

前额皮质的这种局限性还跟你想要记住的信息构成有关。人们可以很容易记住 catch、dream、ringer、Fred 这 4 个单词，但是要记住 thirl、frugn、sulogz、esdo 就很难了，尽管后 4 个词和前 4 个词长度相同。要记住陌生语言中的 4 个单词，或是瞎编乱造的 4 个词几乎是不可能的。重点在于，只有你带上舞台的事物是由储存在你的长期记忆中的元素构成的，舞台才能高效运作。这也解释了为什么人们很难凭空想出新点子，除非新点子与现有的想法存在联系。如果没有花很长时间来理解和巩固一个新概念的意义，你就很难把它带上舞台。

还有更糟糕的消息。纽约大学的布赖恩·麦克里（Brian McElree）研究发现，人们能够准确记住的事物数量，其实只有一件。这项研究指出："明确且具有说服力的证据表明，人们的注意力只能集中在一件事上，没有直接证据表明人们可以把注意力长时间地同时放在多件事物上。"尽管你显然可以一次记住不止一件事，但在这种情况下，你对每件事的记忆都会有欠缺。

显然，我们应该尊重大脑的这个局限性。然而出于某些原因，很多人都对此感到不服气。长期记忆看起来如此海纳百川，难道大脑不是已知宇宙中最"炫酷"的科技吗？还真不是。有一则科学界逸事，讲的是一位年轻的研究生拒绝承认自己的工作记忆是有限的。他把自己连续数日关在隔音室里，想看看能否提高大脑对音频信息的工作记忆能力。不幸的是，唯一得到提高的是他对心理治疗的需求。

前额皮质能够同时容纳的信息量确实非常有限。但如果使用组块化和其他技巧，这种对数量的限制就能被大大削减。但是，当你试图处理舞台上的信息，比如在两个演员之间权衡取舍，那时又该怎么办呢？对此有个专门的研究领域，名为关系复杂性（relational complexity）。该领域的研究一再表明，做决策时考虑的变量越少，做决策的效率就越高。

图谱太多

为了理解舞台空间为什么这么小，让我们站在保罗大脑的角度，来看看他试图写提案时所面临的挑战。当保罗阅读客户发来的项目介绍时，他试图把几十个变量同时留在舞台上。客户是一家零售连锁商，他们希望保罗给连锁店设计一款新软件，并要求保罗对此给出报价。客户希望这款软件能让他们的顾客只需在进入商店时刷信用卡，挑选商品后就可以直接走人，而无须排队结账。每件商品都自带一个小装置，当顾客走到大门前，电子读卡器会自动从信用卡中扣费（如果扣费出现问题，就会发出提示音）。保罗的任务是设计这样一款软件，并将其安装在 500 家连锁店里。保罗以前有过类似的经验，所以客户找到了他。而且这个项目本身的规模并不大，保罗认为自己可以胜任。但问题是，为了给出这个项目的报价，保罗需要在大脑舞台上同时保留的信息实在太多，尤其是他得在很短的时间内完成报价。他试图把 30 个演员挤到一个最多同时容纳 4 个人的空间里，显然无法正常演出了。这也是当今很多人在工作中面临的挑战——不仅仅是信息量爆炸，而且我们能够用来处理信息的时间也太短。

为了理解为什么这对保罗的大脑舞台来说是个问题，让我们先单独考虑其中的一个变量：如何储存顾客的信用卡信息。仅这一个概念就激活了保罗大脑中包含着数十亿连接点的复杂图谱，这个图谱不仅仅存在于他的前额皮质，而是遍布整个大脑（这里所说的图谱类似于网络或回路的概念）。“信用卡处理”图谱与保罗的语言回路相连。比如，“信用卡”这个词就和“利息”“违约”和“逾期”等词相连。“信用卡处理”图谱也与长期记忆相连，它会让保罗想起自己的第一张信用卡、他用过的所有信用卡，以及他最后一次刷爆信用卡的经历。这个图谱还与保罗的大脑运动皮质相连，也就是从钱包里拿卡、刷卡、再把卡放回钱包的动作回路（这个回路是如此轻车熟路，保罗闭着眼都能完成这套动作）。如果在纸上画出“信用卡处理”图谱，你会发现，它所涉及的大脑回路图比整个美国的街道地图还要复杂。

事实再一次证明，看似简单的东西，一经琢磨，就会展现出巨大的复杂性。没错，你可以记住 7 个简单的数字，但前提是你不分心做其他事，专心用你的母语不断重复它们，努力记住它们，直到这串数字嵌入你的长期记忆。你不能一次把太多复杂图谱放到舞台上，因为大脑根本无法处理。

这是一场竞赛

前额皮质的空间有限，原因之一在于竞争原则。在大脑舞台上保留住一个复杂概念通常需要激活视觉回路。当你思考时，你会在脑海中描绘出这个概念在空间上如何与其他概念相联系（工作记忆要么是视觉空间的形式，要么是听觉的形式，而前者的效率要高得多）。视觉意识（visual awareness）工作时一直处于竞争的状态，各个回路争先恐后地想要在大脑中形成外部事物的最佳内在表征。麻省理工学院麦戈文人脑研究院（McGovern Institute for Brain Research）的专家罗伯特·德西蒙（Robert Desimone）发现，大脑一次只能保留视觉对象的一个表征。这就像大家都玩过的视错觉游戏，在同一幅图片中，你看到的要么是一个花瓶，要么是一位老妇人。大脑在某一时刻必须选定一种感知，因此你不可能同时看到两种画面。但是，你可以在两种主导感知之间主动切换，这也是这类错觉游戏引人入胜的一个原因。

对于保罗来说，“信用卡处理”图谱还会激活大脑中很多其他概念的类似子图谱，比如“给顾客开发票”，等等。于是这里就出现了矛盾：大脑不喜欢各个方向的回路被同时调用；但是，你得先让各种不同图谱努力调用数百万个回路，才能激活大脑的各个工作项目。

在有限空间里尽最大努力

由于大脑一次能够处理的概念是有限的，因此在同一时间内，你脑海中的东西越少越好。理想状况是，一次只试图理解一个新概念。如果你要做抉择，最有效率的做法是只考虑两个选择：向左转还是向右转？如果你不得不在脑中保留更多信息，那么尽量将数量限制在 3 到 4 个。

如何最大限度地利用工作记忆？我喜欢把这个问题看作以创新的方式合理利用一间迷你公寓，比如安装一个能够隐藏在墙体里的折叠床、挂很多面镜子、把架子钉得高一些，等等。那些大脑训练游戏所带来的认知能力提升并不来自扩大公寓空间，而是来自提高一些子技能的效率，比如让你进行更有效的**简化**和**组块化**来提高信息上下舞台的效率；以及让你更明智地选择把什么放到舞台上，把什么留在舞台下，也就是学会**谨慎选择演员**。其实，人们一直在凭直觉使用这三种技巧。当你更好地理解了这些技巧，也许你就会更频繁地使用它们，因为支撑这些技巧的回路更大了，也更容易被调用了。

简化

想象你正在用一台内存很小的计算机工作（这意味着它一次能够短期储存的信息不多），而你想要在一页文档内放 4 张高清彩色照片。你一移动照片的位置，计算机就要卡上好几秒。要把照片放到合适的位置，最好先用低分辨率的照片替代，摆好位置后再换成高清照片。平面设计师工作时经常用这种打草稿的技巧。编剧也会用“故事板”来描述故事的进展，每块板上都只用一个简单的动画来概括复杂的剧情。与重新编写整个剧本相比，移动这些故事板要容易得多。运用简化版的概念可以节省大脑资源，从而将这些资源留给更重要的大脑功能，比如采取不同的视角、增删元素，或者重新排序。

大多数成功的企业管理者养成了这种把复杂概念简化成核心要素的习惯。这也常常是他们能够做出复杂决策的唯一方法。比如，在好莱坞，一部新电影的理想推介语应该非常短小精悍，电影公司一般会将其浓缩成短短一句话。（据说，《异形》当时的推介语是“太空版《大白鲨》”。这种宣传方式利用了为人们所熟知的现有元素来进行高度概括，让人们能够毫不费力地了解这部电影。）简单就好，极简最好。当你把复杂想法简化成几个核心要素时，你自己和其他人的头脑处理起它们来就会轻松得多。这一切仅仅是因为舞台空间很小。如果保罗知道舞台有多小，他就会尽可能地简化这个项目的内容。他可以将项目简介浓缩成几个要点，每个要点用一句话来总结，这样就好理解了。

但他却反其道而行之——深挖细节并试图逐行建立电子表格。

组块化

来做个小实验吧。请在 10 秒内记住这串数字（共 10 个数）：3659238362。

感觉如何？你能轻松背出这串数字吗？现在再花 10 秒记住一串新的数字（共 10 个数）：7238115649。但这次请你两个两个地分组来记：72 38 11 56 49。

如果用秒表计时，你会发现背出第二组数字要快得多。英国布鲁内尔大学的费尔南德·戈贝（Fernand Gobet）教授所做的研究表明，大脑学习复杂程序时会自动将信息分组，每个组块的大小与你默念它们所需要的时间长度有关。比如，说“七十二、三十八、十一、五十六、四十九”比说“七千二百三十八、一千一百五十六”要容易。分成四位数一组时所产生的组块太大，不容易留在大脑舞台上。这里的关键是时间：信息组块的最佳大小是，想起它或者念出它所需要的时间不超过两秒。

2005 年，《科学美国人脑科学》（*Scientific American Mind*）杂志上有一篇名为“专家的心智”的文章，作者是菲利普·E. 罗斯（Philip E. Ross）。他阐述了国际象棋大师是如何在比赛中出色发挥的。文章认为，国际象棋大师们会为棋盘的各种完整布局取名（即组块化）。对手先走并且让最左边的小兵走一格，这样的棋盘布局是一个组块；对手让最左边的小兵走两格，这样的棋盘布局又是另一个组块。大师们早已把这两种棋局的走势演变牢记在心，瞬间就能唤醒记忆，这让他们能够轻松地对两种棋局进行比较。专业棋手不会提前想好几百步棋，和我们一样，他们一次也只能记住几个组块，但就是这为数不多的几个组块，每一个都代表了一套几十步的棋法。要在任何领域成为专家，似乎都需要创建大量的组块，这样你才能够比门外汉更快、更准确地做出决定。目前普遍认为，得在某个领域深耕 10 年左右才能划分出足够多的组块，并成为该领域内大师级的人物。

当你把一大块内容分为 4 个组块时，每个组块都代表着上百万字节的其他信息。想象你正在试着为生活中的各事项重新进行优先级排序，你可以创建“工作”“家庭”“健康”和“创造力”这 4 个组块。给这些组块重新排序并以此改变生活，比回顾人生经历和规划整个未来要容易得多，因为我们无法在一个小小舞台上做到后者。创建组块让你能够处理复杂事物，不仅仅是在棋盘上，在生活中的许多方面都是如此，甚至包括你的精神世界。

如果保罗使用组块化的方式，他就能及时计算出报价。他可以把整个项目分解成不超过 4 个组块的内容，然后继续往下分解这些组块，直到他能够建立联系、完成定价。一次考虑 3 到 4 个组块似乎是不错的选择，在许多情况下，考虑 3 个组块是最理想的。

每当你触及舞台容量的上限时，大脑就会自然地想要分组块。这些都是大脑在你不知不觉中做的事情。就像上文介绍的简化技能一样，如果清楚地了解大脑的这一处理过程，而不是无意识地去做，你就能更频繁、更高效地使用组块化技巧。

谨慎选择演员

如果保罗的大脑舞台一次只能容纳四位演员，而这四位演员中的每一位都能被看成包含着其他演员的组块，那么接下来的问题就是，如何挑选出在任何时候都最有用的四位演员呢?

我在场景一中曾说过，请某些演员登台比请其他演员登台更费力。有些演员登台往往是因为他们坐在前排，而不是因为他们此刻最有用。当保罗第一次尝试在半小时内为项目做报价时，他的舞台上很快就挤满了项目细节，于是他的大脑僵住了，因为整个舞台太满，无法处理任何事情。

想象你正和6位同事开会，你们得就是否投资一个新项目做出重大决策。那么，你的大脑舞台上最好出现以下四位演员：

1. 公司的整体目标；
2. 会议的目标，比如决定投资还是不投资；
3. 支持投资的主要论点；
4. 反对投资的主要论点。

读过场景一后，你知道了如果不把这四点留在脑子里，而是把它们写出来，比如写在纸上或白板上，那就更容易了。

在这种会议中通常出现的情况是，与会者的大脑舞台上很快就挤满了新项目的各种细节，而不是让合适的演员来到舞台上。这是因为这些细节是新鲜的，很容易就能登台。而上文列出的四点虽然很重要，却有点儿抽象，所以思考它们需要花费更多的精力。可是我们总是思考容易的问题，而不是正确的问题。

那么，到底怎样选择此刻最应该出现在舞台上的演员呢？从我们对大脑的了解来看，这一选择过程本身就需要大量能量和大量空间。因此，最好在你还有精力的时候尽早完成，你还可以使用视觉化、简化和组块化来帮助自己做决定。现在我们对大脑舞台的局限性及其带来的挑战有了足够的了解，让我们回到故事中去，看看了解了前额皮质的空间限制后，保罗会采取怎样不同的做法。

重演：一想起来就头疼的项目

现在是上午 10 点半。保罗坐在桌前，茫然地盯着手里的一沓文件。客户希望他在一小时内就给出报价。保罗打开电子表格，打算从头开始计算预算。但内心有个轻柔的声音告诉他，这样做太烦琐，会来不及的。保罗已经学会了在处理大量信息时进行简化和组块化。

保罗决定停下来，转而尝试一个不同的策略。为了减少计算机和前额皮质所面临的信息量，他关闭了所有正在运行的计算机程序，并打开了一个空白文档。他思考了一下此刻最应该保留在舞台上的事项。保罗知道自己很容易迷失在细节中，而这会妨碍他按时完成报价，所以他首先在屏幕上写下“一小时”，以便提醒自己集中注意力，在一小时内完成工作。然后，他开始浏览项目内容，试着找到最需要达成的目标，并将这个目标浓缩成一句话。一开始，他又陷入了对具体代码的思考中，然后他努力把注意力集中在这一个小时的工作目标上，即

“准确定价”。随后，他试着用一句话来概括项目——“为成千上万的小额交易提供软件”。他已经将项目简化为最核心的要点。现在他的脑海中只有三个想法：“一小时”“准确定价”和“为成千上万的小额交易提供软件”，他想看看这些想法之间会有什么联系。

保罗很快就意识到他应该把报价任务分成几个部分。于是，他把项目分成了四个大块：

1. 制定详细的项目计划；
2. 是利用现有软件，还是从头做个新软件；
3. 编写软件代码；
4. 安装。

写下这四块内容后，他看到了其中的模式。保罗的大脑自然而然地想要思考软件的所有细节，但他知道如果这么做的话，他就陷进去了。于是，保罗阻止了这些演员上台，只让另一个演员上台——“制定详细的项目计划”。把这个想法放在舞台上没一会儿，保罗就想起了他为这种特定类型的项目进行报价的方式。他通常需要一周来与客户一起制定精确的项目计划，而且他知道应该为自己一周的工作时间报价多少。接下来他开始思考第二个组块：是利用现有软件，还是从头做个新软件。当脑子里只想着一件事的时候，他很快就回忆起了之前做类似项目时花了多长时间。

保罗已经有了一个大致的定价方式，于是他对接下来的部分采取同样的做法，每次把一个概念放到舞台上。就这样，他开始思考第三个组块：编写软件。他意识到，在完成前两项工作之前，是没法给这部分任务定价的。于是他决定不给出一个确切的价格，而是用以前做过的两个类似项目来举例说明这部分所需要的费用。这个方法为他省去了好几个小时，因为他不用计算那些未知变量了。至于“安装”组块，他根据以前的经验计算出了为每家连锁店安装软件所需的时间、技术支持的时间，等等。这样他就可以估算出一个合理的报价，还能附上一些免责条款。

保罗在 30 分钟内成功做出了一份既简洁又包含了各项费用的电子表格。他把文件打印出来，修改了几个错别字，然后在截止时间前 15 分钟给客户发出了最终的报价提案。保罗觉得，客户一定很高兴能按时收到这份提案，并且他们会很乐意看到详细的预算条目，而不仅仅是一个数字。他对自己的报价很满意，在出门之前甚至还有时间回复几封电子邮件。

让我们来比较一下这两种情景。在第一种情景下，保罗过了截止时间才发出一份有错别字的报价提案，而且里面只有一个胡乱猜测的数字。这样做的代价可能是很高昂的。在“重演”中，保罗提前发送了没有错别字的提案，还对其做了合理的细化，以便客户理解。对保罗来说，这两种做法对他收入的影响可能是巨大的，但大脑工作量却差异不大。保罗意识到，大脑可能并不是像他想的那样运作，为了实现目标，他改变了大脑的工作方式。当然，这种转换需要一些努力和关注，也需要保罗了解自己大脑的工作模式，而不是让大脑自动接管。有时，大脑中的小小改变会给世界带来巨大影响。

认识大脑

- 舞台空间很小，比大家通常以为的要小得多。
- 同时思考的东西越少越好。
- 比起熟悉的概念，新概念会占用更多舞台空间。
- 思考多个想法时，你对这些想法的记忆力就会开始衰退。
- 当你试图权衡选项时，最好只在两个选项中做出选择。
- 最好不要同时思考超过 4 个想法，最好只思考 3 个。

脑力善用

- 通过概括并聚焦重点要素来简化信息。
- 面对过量信息时，把信息分成组块进行处理。
- 练习先把最重要的演员放到舞台上，而不是把最容易请到的演员放到舞台上。

场景三：
一心多用

现在是上午 11 点，埃米莉朝会议室走去，准备和几位公司高管会面。这是她第一次与这个团队正式开会，会议室的位置还是她在电梯口问了助理之后才知道的。走过长廊时，她的手机响了，是一位落选的面试者打来的。尽力安抚好他之后，埃米莉意识到自己迷路了，因为她不知道这栋楼里的房间布局。她挂断了电话，重新辨别了方位，比预定时间晚了 5 分钟才赶到会议室。埃米莉对自己感到有点恼火。

埃米莉是个聪明人，但她做不到一边打电话一边找路。根据我们目前对舞台的理解，这似乎有点儿奇怪，毕竟只有两件事占据了她的注意力：找到会议室和打电话。为什么两件事就让前额皮质搞不定了呢?

与会者全都落座后，埃米莉注意到一位同事正低头看手机，而她自己的手机此刻也在振动，提示她收到了一封邮件。她并不习惯“永远在线”的状态，但手头有太多事情要做了，她觉得自己得随时能被联系到。这个手机是埃米莉升职后公司给她配备的，她想关机，但又担心会错过紧急事务。邮件是埃米莉打算聘为助理的乔安妮发来的，她说她们的面谈需要改期。埃米莉立刻回复邮件，并时不时瞟一眼会议的进程。在手机上打字时，她感到有些眩晕，有点儿像在车上看书的那种感觉。她的大脑在不情不愿地做事。埃米莉回完邮件后再次把注意力转移到会议上，这时，她的手机又响了。

还是乔安妮发来的邮件，她又提了个新问题。当埃米莉快速打字回复时，那种轻微的眩晕感又出现了。

“埃米莉?”一个声音砰的一声进入她的意识，是CEO在向她问话。

“我刚刚在问你想不想向团队做一下自我介绍。”

“当然。”埃米莉迟疑了一下，感觉有点儿摸不着头脑。她结结巴巴地对这次晋升表达了感谢，并表示自己已经对今年的工作有了几项重大计划。埃米莉暗暗担心人们会以为她是一个不擅长当众讲话的笨蛋。

实际上，埃米莉是一位优秀的演讲者，随时都能即兴发挥，并给人留下深刻印象。在这个情景下，困扰她的是前额皮质的另一个局限性，一个许多人，尤其是那些大忙人，非常讨厌的局限性。埃米莉发现，不光大脑能够在同一时间里容纳的信息量是有限的（正如保罗在场景二中发现的那样），大脑在同一时间内对这些信息的处理能力也是有限的。想突破这个限制，就要付出代价，一般来说，被牺牲的是准确性，或者说质量。由于埃米莉每天都要面对很多事情，因此她需要调整一下大脑的工作方式，这样才能既提高应对多项任务的效率，又保证工作表现不打折扣。

演员一次只能扮演一个角色

尽管你可以在脑海中同时容纳多个信息块，但在处理这些组块的时候，要想不影响表现，你一次只能进行一个有意识的处理过程。现在我们已经发现了大脑的三种局限性：舞台运行需要大量能量，舞台一次只能容纳少数几个演员，这些演员一次只能演一幕。

尽管你有时可以同时进行多项思维任务，但准确性和表现会因此迅速下降，这样做的后果可能是很严重的。针对某起致命的火车事故的调查显示，司机在火车拐弯时发了一条短信，不慎加速而导致火车脱轨。

大多数人对大脑的这种局限性有亲身体验。只要你对路线很熟悉，一边开车一边和朋友聊天就很容易。但当你要去一个陌生的地方时，对话的节奏马上就降下来了。如果你在国外开车，而驾驶位置和你所熟悉的不一样，那更是要全神贯注了，这时候连给收音机换台都成了难事，这一情况会一直持续到新的驾驶方式被嵌入长期记忆中为止。同理，只要改变键盘上一个字母键的位置，你的打字速度就会大大降低。因为大脑得同时做两件事：记住按键位置和专注打字。

正如我在场景一中所提到的，与完成工作相关的主要大脑思维过程是理解、决策、回忆、记忆和抑制。为了弄明白为什么演员一次只能演一个角色，让我们先深入探讨一下这几个思维过程。

为了**理解**一个新的想法，前额皮质需要创建代表新信息的图谱，并在新图谱与储存在大脑其他部分的现有图谱之间建立联系。这就像把演员放到舞台上，看看他们是否与在场观众有所联系。**做决策**意味着要激活前额皮质中的多个图谱，并在这些图谱之间做出选择。这就像把多位观众放在舞台上，然后在他们之间做出权衡取舍，就像合唱团进行试唱一样。**回忆**则需要对储存在记忆中的数十亿个图谱进行搜索，然后把其中合适的图谱带入前额皮质。**记忆**意味着让图谱持续处于前额皮质的关注下，直到它嵌入长期记忆之中。**抑制**则是尝试不去激活某些图谱，就像阻止某些演员登台那样。

以上所说的每一个过程都涉及对数十亿个神经回路的复杂操作，所以关键在于，你得一个一个地来。这和舞台空间这么小的原因是类似的：每一个过程都会消耗超乎想象的能量，也会用到许多相同的回路，所以回路之间很容易发生竞争。这跟使用计算器是一样的，你不能同时对两个数字进行乘法和除法运算。

大脑是依次进行有意识的思维活动的：做完一件事才能接着做下一件事。这跟走马观花不一样，后者就像埃米莉在上午 9 点找马德琳喝咖啡时那样。在那种情况下，她的大脑确实是“并行处理”——同时接收多个数据流，但并不会有意识地做些什么。

双任务互相干扰

人们一次只能进行一个有意识的思维过程，这个想法自 20 世纪 80 年代以来已经得到了数百项研究的验证。例如，科学家哈罗德 · 帕什勒（Harold Pashler）就指出，即使是哈佛大学的 MBA 学生在同时做两项认知任务时，他们的认知能力也会下降到 8 岁儿童的水平。这个现象被称为“双任务互相干扰”（dual-task interference）。在实验中，帕什勒让被试根据灯光是在窗口的左侧还是右侧闪烁来按键。一组被试只需重复做这一项任务，另一组被试还得同时从三种颜色当中选出一个物体的颜色。这些都是很简单的变量：左还是右？三种颜色中的哪一种？但结果发现，同时做两个任务所花的时间是单纯完成一项任务的两倍，根本没有事半功倍的效果。无论实验考察的是视觉任务还是听觉任务，也无论被试们如何练习，实验结果都是如此。而如果被试们被告知，选择正确与否并不重要，那么他们就能更快地完成任务。这个实验清楚地告诉了我们：若要追求准确性，就不要分散你的注意力。

另一个实验让被试根据听到的音调是高还是低来快速踩下相应的脚踏板。被试们需要集中精力才能完成这项任务。当研究人员给被试再加上一项体力任务时，如把垫圈放到螺丝上，被试们仍然可以完成任务，但准确性下降了大约 20%。但当研究人员给被试加上一项简单的脑力任务时，比如做个位数加法（如 5 加 3 等于几），被试的准确性下降了 50%。这个实验表明，问题不在于同时做两件事，而在于同时做两项有意识的思维任务，除非你不在意成绩表现的大幅下降。前不久，我刚吃过一次苦头。当时我一边戴着耳机打电话，一边跑到另一个房间找东西，结果不小心被门夹了脚趾，伤口过了好几周才愈合。

尽管 30 年来不断有实验证实双任务的互相干扰性，许多人仍然试图同时做好几件事。多年来，世界各地的员工都被要求多线程处理工作。微软前副总裁琳达 · 斯通（Linda Stone）在 1998 年创造了术语“持续性局部注意力”（continuous partial attention）来描述人们不断走神的现象，这样做会造成大脑持续而强烈的疲惫感。斯通解释说：“持续性局部注意力是指在对一个重要项目保持关注的同时，不断扫描外围事务，以免出现更紧急的事情。”

超负荷工作的后果

伦敦大学开展的一项研究发现，不断被邮件或短信干扰会降低智力表现。被试们的智力表现平均降低了10个百分点，其中女性降低了5个百分点，男性降低了15个百分点。这和一夜未眠的后果类似。对于男性来说，这样做的后果比吸食大麻的后果严重三倍。虽然这个实验结果看似茶余饭后的趣谈，但人们最常使用的“效率工具”可以让使用者变得像大麻吸食者一样麻木不仁，这实在让人笑不出来（在这里向科技人员致歉：只要人们学会适时“下线”几小时，那么这些效率工具还是很有帮助的）。“永远在线”可能不是最有效的工作方式，我将在第二幕“在压力下保持冷静”中深入阐述其原因。总的来说，大脑被迫长时间处于“警戒”状态，这增加了所谓的非稳态负荷（allostatic load），也就是压力激素和其他与威胁感相关的指标水平。这会给身心带来消耗。正如斯通所说：“这个‘无论何时何地都在线’的时代创造了一种虚假却持续的危机感。当哺乳动物处于持续的危机状态下，肾上腺素所带来的‘战或逃’机制开始发挥作用。当老虎在追赶我们时，这种机制是有用的。但每天500封电子邮件中有多少算得上是老虎呢?”

尽管科学家早已深入研究过局部注意力所带来的问题，但人们仍然竭尽全力地一心多用，哪怕这样做收效甚微。“永远在线”似乎是个很合乎逻辑的解决方案。毕竟，如果邮件和信息多到在办公室处理不完，那就走到哪里就在哪里处理好了。另外，比起改变邮件处理习惯，全天候待命的方式更容易被你带上大脑舞台，毕竟前者是一个不确定的解决方案，你还不能在观众席中找到它。令人意外的是，“永远在线”不仅会对思维表现产生负面影响，而且还可能增加你收到的邮件和信息总数。人们注意到你的回复速度很快，于是就会发给你更多信息。

如果你不停地鞭策自己，“永远在线”在短期内会让你看起来好像很高效。然而，大脑为此付出的代价可能是巨大的，埃米莉边开会边回邮件时所经历的眩晕就是双任务互相干扰引起的。想象一下，正当你试图决定午餐吃什么这样简单的事情时，有人问了你一个很难的问题。你可以勉强答上来，但会花费很多精力。

人们往往会像埃米莉在开会时那样行事。他们试图同时关注好多件事，然后让注意力在它们之间快速切换。你可能以为这是个好主意。但想一想，把多个任务放在后台处理会产生什么后果呢？由于你的工作记忆容量很小，这样做会减少你在当下能够处理的信息量。舞台上本来能容纳 4 位演员，但对你来说只能容纳 3 位，甚至 2 位，因为工作记忆的空间不断被那些刚下台的演员占用了。虽然还没有实证研究，但我们可以合理地假设，最先被挤下舞台的往往是那些最耗费能量的演员。更糟糕的是，那些演员一般都是概念性的事物，如抽象的目标或者其他更微妙的目的。这可以解释当舞台过载时，为什么你会很容易忘记整体目标，因为大演员总是最先被挤下舞台。

一旦你同时处理多个任务，并且其中有不止一个任务需要你的关注，你做事的准确性就会下降。那么，除了一次只做一件事（那些每天收到两百封邮件和大量信息的人大多会对此嗤之以鼻），还有其他选择吗？对于这种杂耍式困境，有三种可能的解决方案。第一种是将更多的事情嵌入脑海中，实现自动化处理，也就是**让观众多做些工作**；第二种是**安排信息登上舞台的最佳顺序**；第三种是**混搭注意力**。

让观众多做些工作

商务人士有时自称可以很好地同时处理多项任务。诚然，你可以一边开电话会议，一边回复电子邮件。但事实是，你并非在舞台上同时处理两项任务，而是在两项任务之间不断切换注意力。其结果是，由于在开会时注意力不集中，你既错过了会议要点，也没理解新内容的意思。对于记忆力的研究也表明，为了形成对信息的长期记忆，你必须密切关注该信息。你可能听到了电话会议的内容，但大多数会议内容最终左耳朵进右耳朵出了。

有一种办法让你可以像杂耍演员一样在工作中同时耍很多个球：反复练习特定活动，直到它们成为你的下意识动作，不再需要前额皮质的管理。一旦一项活动成为下意识动作，你就可以在做它的时候再加上一项活动。以此类推，你可以层层叠加。就像学开车，首先学会如何打方向盘，然后学会踩油门和刹车。等到这些都成为你的下意识动作，你就可以学习更难的技巧了，比如停车。

我现在习惯用键盘按键来对文档进行保存、剪切、粘贴和撤销操作，这些都成了我的下意识动作，这让我能在更短的时间内写出更高质量的文章，因为我不需要为这些例行动作消耗认知资源。把一个重复性的任务嵌入脑海，其实是把这套例行动作推至我在场景一中提到过的大脑基底神经节区域。

基底神经节有好几个，它们是大脑储存例行功能的核心部位。这些动作被称为例行功能，是因为它们就像舞蹈一样，是按特定顺序组合起来的一系列动作。你的基底神经节会在环境中识别、存储和重复各类模式，它的运行原则有点像软件编程中的“if-then”语句。比如，“如果你拿起的是一杯热饮，就不要直接喝下去，先尝一小口测试一下温度”。这个程序储存在复杂的图谱当中，每个图谱都包含了发射数百万条神经的指令，让你能够以正确的顺序、正确的时间长度和正确的力度调动数百块肌肉，端起一杯热饮，把它送到嘴边，尝上一小口。

基底神经节很爱多管闲事。通过白质连接，信息在大脑大多数其他区域流入流出，这些白质连接就像长长的数据电缆，将不同的大脑区域连接起来。前额皮质与大脑的其他部分联系密切，但有些区域，比如杏仁核[①]，与其他区域的连接则比较有限。“消息灵通”的基底神经节不仅会拾取肢体运动的模式，也会拾取光线、声音、气味、语言、事件、想法、情绪以及所有其他感知刺激中的模式。你喝牛奶之前会下意识地闻一闻牛奶的气味，在午餐会之前会下意识地检查一下是否带了信用卡，这些都要归功于基底神经节（见下图）。

① 杏仁核：大脑边缘系统内的一个小区域，其激活程度由情绪反应或动机反应的强烈程度决定。

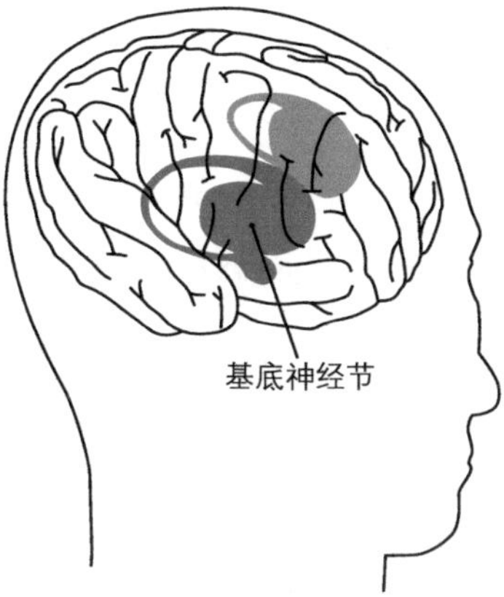

基底神经节热衷于模式。一项研究表明，只需重复某个行为三次，就会触发“长时程增强”（long-term potentiation），我称之为“硬接线”（hardwiring）。基底神经节在你不知不觉中悄悄地拾取模式。在加拿大蒙特利尔开展的一项研究中，参与大脑扫描的被试们需要根据屏幕上灯光闪烁的位置来按下键盘上的四个按键之一。被试们分成两组：一组被试看到的灯光位置是随机的；另一组被试看到的则是依据规律重复闪烁的灯光，但其中的规律非常复杂，被试无法有意识地识别出来。然而，他们的基底神经节却把规律识别出来了，后一组被试按键的速度要比前一组快 10%。实验结束后，研究人员要求两组被试输入他们识别出的任何灯光闪烁规律，但两组表现相差无几。也就是说，后一组被试的基底神经节暗中注意到了规律，但被试本人却意识不到这一点。你可能也有过类似的经历，比如，你某天第一次开车去新地方上班，第二天你就模糊地“知道”该怎么走了。这种“知道”非常微妙，你还无法向别人清晰地描述出这条路线。这是因为你的基底神经节中已经形成了一种新模式，尽管你无法用语言表述它。

基底神经节在执行模式方面效率很高，所以请你尽可能地利用这一资源。一旦你多次重复一种模式，基底神经节就能接管过来，为舞台释放出空间。你可以训练各种能够反复被应用的例行功能，比如如何给别人打电话，如何打开一个新文件，如何删除电子邮件，如何安排时间，等等。运用一种模式的次数越多，做这项任务时所需要的注意力就越少，能够同时做的事情也就越多。尽管这一过程显然不适用于高阶任务，比如写一份复杂的新提案，但它可以帮你简化很多其他事。例如，我现在可以在三秒内（我计过时）下意识地在键盘上敲出“邮件已收到，感谢来信”，并加上一个微笑的表情。

安排信息登上舞台的最佳顺序

还有一个办法能让你最大限度地利用某一时刻的注意力资源，那就是让信息以最佳顺序登上舞台。想象你正在和朋友们筹划去哪个海滩度假，你需要依次做出一系列决定。比如，在知道有多少朋友会来之后，你才能决定要买多少食物；而你要确定了度假日期，才能知道有多少人会来。如果在确定人数之前就跑去采购，你就会发现自己陷入了一个无法做决定的循环。

估计你也有过类似的经历，也许是工作上的某个项目曾让你反复遇到同一个需要决策的问题。这种现象被称为**瓶颈**，是前额皮质和有意识的思维过程必须依次处理任务所造成的。瓶颈是一系列未完成且占用心理能量的连接，它们构成了队列，其他决策得排队等待第一个决策被敲定。这有点儿像打印机卡住了，其他文件都堆积起来等待打印。此时，打印机图标会在你的屏幕上跳动并发出警报，提醒你打印机出问题了。同理，当一个想法在脑海中反复盘旋时，你可能就无法做出其他决定。如果列出你在一周内思考过的问题，你会发现一系列反复出现的想法。那些一直排队等待，而你却始终无法做出决定的问题，是对大脑资源的巨大浪费。

那么如何解决队列中的问题？也许你需要做出一个更高层次的决定。假设你在装修房子，但无法决定用哪种颜色的油漆粉刷墙壁，这可能是因为你没有决定好房子的整体色彩方案。有一个非常有效且阻力很小的处理方法，就是花时间想好制定决策的顺序，这会为你省下大量的精力和能量，并减少队列中未解决的问题。缩短队列让你不必再把同样的事反复搬上舞台，这会让你有更多的精力和资源来处理其他信息和任务。

混搭注意力

最后一个应对杂耍式困境的方法是混搭注意力。这个方法类似于我在场景一中谈到的根据脑力任务的类型来安排工作。简单来说，如果你不得不同时做好几件事情，那就尽量缩短你处于“局部注意力”状态中的时间。有意识地决定分散注意力的时长，再转而只专注于一件事情。举个例子，每天只在有限的几个小时里让自己在工作的同时开着手机，比如在下午不需要集中注意力工作的时间段。

让周围的人知道你处于分心状态也是有帮助的。开会时，试图确定某人是否在用心听讲也是一件很分散注意力的事。所以，在开电话会议时，最好能明确地告知谁在专心听讲，谁还有其他事情要做。这样，当某个议题需要某人特别关注时，就可以直接提醒他要开始专心听了。

学习了上面这些内容后，我们再来看看当埃米莉了解了自己大脑的这种局限性后，她会采取怎样不同的做法。

重演：一心多用

现在是上午 11 点，埃米莉准备去和几位公司高管会面，这是她第一次与这个团队正式开会，她通过助理弄清楚了会议室位置。走过长廊时，她的手机响了。她知道自己只能把注意力集中在一件事上，也就是找到会议室，所以她把电话转到语音信箱，并准时到达了开会地点。

开会时，埃米莉注意到一位同事正低头看手机，而她自己的手机此刻也在振动。她知道如果此刻回复邮件，就跟不上会议进程了。她问了一下会议议程，这样就可以有意识地决定是否要分神回邮件。结果她得知自己将在几分钟后进行自我介绍，于是决定将手机切换到飞行模式，因为她知道在会议上发言需要全神贯注。在进行自我介绍之前的 10 分钟里，埃米莉仔细观察了会议室中的每一个人，看看他们都是谁。这让她对与会者熟悉起来，也让她更胸有成竹一些。她记起自己之前与其中好几个人见过面，还相谈甚欢。她正为每位与会者激活丰富的神经网络，以便储存在工作记忆当中，这将对她的发言很有帮助。她决定会议结束后邀请其中一个人去喝咖啡，并把这个想法记在了纸上。轮到埃米莉发言时，她感到既清醒又镇定。

在自我介绍的过程中，埃米莉表现得有力而自信。她在介绍中还提及了曾经和两位与会者谈话时所获得的见解，让大家对她的记忆力印象深刻。自我介绍结束后，埃米莉告诉大家她要抽三分钟回复邮件，然后再继续听讲。她打开一封长邮件，发现邮件涉及的内容太多，于是她决定还是专心开会。她把手机切换回飞行模式，这样就不会忍不住去回复邮件。会议最后十分钟的讨论跟她没有什么关系，于是她利用这段时间删除了一些无关邮件，这个动作几乎算不上是一心二用。

认识大脑

- 你一次只能进行一项有意识的脑力活动。
- 在不同任务之间切换会消耗能量；如果总是这么做，你会犯下不少错误。
- 如果同时做好几项有意识的脑力活动，你的准确性和表现会大幅下降。
- 想快速完成两项脑力活动并保证准确率，唯一的方法就是一次只做一件。
- 轻松处理多项任务的方法是把其中的部分任务转化为下意识动作。

脑力善用

- 察觉到自己在一心多用时及时“踩刹车”。
- 只要可能，就把重复性的行为转化为下意识动作。
- 安排好决策与思考的顺序，缩短决策队列。
- 如果不得不同时处理多项任务，请把主动的脑力活动跟自动的下意识任务搭配起来。

场景四：
对分心说“不”

现在是上午 11 点半，保罗将在一小时后与他的潜在客户共进午餐。在那之前，他想搞清楚如果成功拿下了这个信用卡项目，他还需要哪些资源。他已经把提案发给了客户，但还没想好其中的一些细节，比如应该邀请谁加入团队，该如何设计这个团队的组织架构，以及项目交付的时间线应该是怎样的。尽管他有信心自己能够完成这个项目，但他的基底神经节察觉到一个模式。脑海深处有个略微模糊的东西困扰着他，但他说不上来那是什么。尽管他一时想不起来，但可以肯定那是一段回忆，提醒他要做好充分的准备。那很可能是一段早已被遗忘的经历，他在没有充分准备的情况下与客户见了面，结果遭受了惨痛的失败。即使已经记不清细节了，但大脑还是能记得某个场景下的感受。

保罗拿出一张白纸，开始思考他的供应商里谁最适合参与这个项目。他想起很久以前合作过的一位供应商，但记不清名字了。就在这时，一个推销电话打了进来。保罗不喜欢粗暴地对待别人，耐着性子听她说完了她要推销的东西，然后才拒绝了她。不幸的是，和电话推销员打交道耗费了不少他此刻正急需的能量。5 分钟过去了，保罗还在盯着白纸发呆，这时候新邮件的提示音轻声响起。一开始，保罗想要忽略它，但忽略也需要能量。第一封邮件是他的供应商埃里克发来的，询问保罗关于学校项目的事情。保罗和埃里克正为他们孩子所在的学校升级计算机。保罗花了 10 分钟来回复邮件，但他因为分心而感到焦虑，于是把这种情绪发泄在埃里克身上，很生硬地回答了他的问题。

回完邮件后，保罗重新开始思考手头的这个项目。每次他开始重新思考时，都需要花更多的精力来集中注意力，而此刻他储备的能量也越来越少了。这是因为每一次转移注意力时，保罗都需要先让台上的演员下台，再让新演员上去。而旧演员可能会一直试图跳回舞台上，因为他们就在观众席前排。他们需要被抑制，这些过程需要大量能量，但保罗这会儿疲惫至极。

保罗走到冰箱前，想找点儿吃的。他看着昨晚的剩菜，突然想起了被邮件打断的思路，于是他回到计算机前，试着回忆之前模糊想起的那个供应商。没过多久，他又开始走神了，他想到今晚要去邻居家打扑克，继而又想到上周打扑克时自己身上不应该带那么多钱，因为他知道自己一输起来就下不了桌，直到把身上的钱都输光为止。保罗回过神来，发现计算机桌面乱糟糟的，于是开始整理桌面上的文件。在整理过程中，他发现了一个自己早就忘掉的项目，于是打开文件夹开始浏览。这时电话响了，是埃米莉打来的。她有几分钟的休息时间，想和保罗谈谈她正在做的一个项目。保罗一边接听她的电话，一边想着要为午餐会做准备，他感到左右为难。埃米莉误以为保罗的反应是因为他不感兴趣。她告诉保罗自己刚晋升到新职位上，很需要他的支持。而保罗回答说他现在也很忙。他看了看手表，发现自己该出发了。

尽管保罗想要思考的问题很重要，但不断的干扰让他根本无从开始。他的注意力四处游荡，就是不去该去的地方。为了更高效地工作，保罗需要学会更好地管理来自外部和内部的干扰源。他需要改变大脑，以便在关键时刻集中注意力。

外部干扰源

干扰源无处不在。随着如今“永远在线”的科技发展，人们的效率受到了重创。一项研究发现，办公室干扰源导致人们平均每天浪费 2.1 个小时。另一项研究发现，员工平均每专注工作 11 分钟就会被打断一次。每次被打断后，假如他们还能重回正轨，那也需要 25 分钟才能重新把注意力拉回原来的任务上。人们平均每 3 分钟就会转移一次注意力，要么是去打电话，要么是与同事聊天，要么是处理文件。

微软有一个部门专门负责研究人们的工作方式，以便开发出能提高效率的软件（根据微软的说法，如果你想要提高工作效率，那么买一个更大的计算机显示屏是少数几个好选择之一）。为了减少干扰源对人们的影响，他们正在测试各种方法，比如采用更不易察觉的“提醒”功能（改变图标颜色等）。但问题在于，无论干扰多么微弱，都会让人分心。然后你就得费力回到分心前的状态，与手头任务相关的神经回路越新或者越脆弱，你所需要花费的精力就越多。每次保罗试图重新专注于手头的项目时，他都要再次激活数十亿个全新的、脆弱的回路。而这些回路像气泡一样，转瞬即逝。

分心不仅让人烦躁，还会让人感到疲惫。当你把注意力拉回来的时候，保持专注的能力会进一步下降，因为你可调用的葡萄糖更少了。一个小时内转移 10 次注意力（一项研究显示，办公室员工平均每小时转移 20 次注意力），你的有效思考时间就只会是你潜能的九牛一毛。更少的能量就意味着更低的理解、决策、回忆、记忆和抑制能力。这可能导致你在重要工作中犯错，或者导致你忘记刚想到的好主意和宝贵的见解。想到一个好主意，可转眼却忘了，这真让人沮丧，有点儿像想挠痒痒，却怎么也够不着。这也是一个需要排除的干扰源。

解决这个问题的一个办法是管理**外部**干扰源：消息提醒、邮件提醒、电话铃声、走进你办公室的人，等等。一旦你了解到高阶思维活动，比如做计划和搞创作所需要消耗的能量，就不会乐意再让干扰源“偷”走你的注意力了。最有效的一种干扰源管理技巧其实很简单：在进行任何深入思考期间，关掉所有通信设备。大脑喜欢专注于眼前的事物，因为这样消耗的能量更少。如果你正试着完成一项伤脑筋的工作，你会很难抵抗分心的诱惑：因为分心能让你暂缓痛苦，转而享受轻微的快感。所以，尤其是在外界干扰源众多的情况下，干脆屏蔽所有外界干扰源是提高大脑工作效率的最佳策略之一。

如何使用你的手机是一个非常重要的问题。最近的研究表明，即使你的手机已经关机了，只要它仍跟你共处一室，它就可以影响你的思维能力，甚至降低你的智商。要想逃脱手机对你的影响，你得把它关机，并放到另一个房间里去。

内部干扰源

然而，我们遇到的很多干扰源并非来自外部，而是来自**内部**。随着青春期的到来，很多人开始更关注自己的内心世界，同时也意识到自己的思绪难以控制，隔三岔五就会有奇怪的念头冒出来。我们的思绪天马行空，像一只小狗到处嗅来嗅去一样。这可能会让人感到沮丧，但其实这再正常不过了。注意力飘忽不定的一个原因是，我们的神经系统每时每刻都在处理、重构和重新连接大脑中的数万亿个连接，这被称为周围神经活动（ambient neural activity）。即使是处于休息状态的大脑，它的脑电图看起来也像从外太空俯瞰地球的景象，很多区域在一秒内会出现数次电闪雷鸣，这会让一系列想法和画面进入意识。你做梦时会发生类似的情况，神经连接在潜意识中形成，并进入脑海。当你清醒时，这种情况也会持续发生，你每分钟都能产生数百个想法，其中大多数从未得到重视，很快就消失了。这就像观众随机地跳上舞台，亮个相后就立刻下台了。如果不提高警惕，你就会很容易被这些演员干扰。有证据表明，精神分裂症患者就常常面临这种干扰——他们不像大多数人那样能够有效抑制并忽略这些无关信号。

无关思绪能够迅速消失是件好事，因为即使没有干扰，保持专注也是件难事。一项研究表明，人们持续保留一个想法的时间平均只有10秒，然后注意力就会跳到别的事情上去。舞台上的演员们很容易分心，可能仅仅因为外面天气好，或者有人打喷嚏，或者没有任何理由，每隔几分钟就跑下舞台一趟。除非你费点儿力把他们留在舞台上，否则很难演完一出戏。

特雷·赫登（Trey Hedden）和约翰·加布里埃利（Johh Gabrieli）是两位来自麻省理工学院的神经科学家，他们研究了当人们在困难任务中被内心想法干扰时，大脑中会发生什么。他们发现，无论手头的任务是什么，只要分散注意力就会影响表现。分散注意力会激活内侧前额皮质（medial prefrontal cortex），这个区域就处于前额皮质里，在你额头中间的位置。当你想到自己或者别人时，它就会活跃起来。这个区域也是默认网络（default network）的一部分，当你无所事事时，比如在你做两项脑力活动的间隙，后者就会启动。赫登和加布里埃利发现，当你的注意力不在外部事物上时，这个默认网络会激活，你的注意力就会转向内部，比如更清楚地意识到那些困扰着你的事物。当保罗的思绪游荡到上周的扑克游戏时，他就无法继续思考供应商的问题。等他回过神来时已经太晚了。

几个世纪以来，哲学家们写过许多关于思绪难以控制的著作。对此，东方哲学中有一个著名的比喻，名为“象与骑象人”：有意识的意志就像骑象人，试图控制比它大得多的大象，即不受控制的无意识心智。现代脑科学似乎证实了这个比喻是贴切的，毕竟前额皮质只占大脑总体积的 4%。前额皮质是进行有意识决策的核心，能够施加一定的影响力。但大脑的其他部分更庞大、更有力。因此，加强前额皮质和大脑其他部分的连接是很重要的。

不由自主地分心

无论是内部的还是外部的干扰源，它们最大的问题就是会让人分心。这不仅仅是因为我之前提到过的“保持专注需要耗费精力”，还因为被周围的新信息干扰是一种“膝跳反射”。一种理论认为，数百万年来，我们的大脑学会了对任何不寻常的事物予以关注。正如纽约大学的科学家、哲学家乔纳森·海特（Jonathan Haidt）所说，我们的祖先对任何风吹草动都很警觉。一辆外观别致的汽车、一道闪电、脚下奇怪的响动，或者一股奇怪的气味，都会引起我们的注意，只因为它们是**新奇的**。

大脑中负责检测新奇事物的区域是前扣带皮质（anterior cingulated cortex，见下图）。它也被称为错误检测回路，因为当你注意到不符合预期的事物时，比如当你犯错或感到疼痛的时候，它就会被激活。各种营销和广告，以及那些想要结识异性的人，都在利用这一点。新奇事物总是会引起注意。小小的新奇能给人带来积极的感受，但如果频繁触发错误检测回路，就会让人感到焦虑或恐惧。这部分解释了为什么人们普遍抵制大规模的变革：太大的变化意味着太多的不确定性。

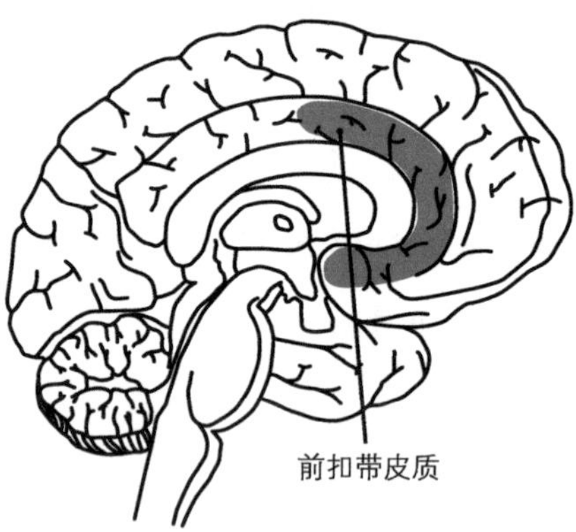

正如保罗早上发现的那样，工作中有许多分心的因素，既有外部的干扰源，比如邮件和电话、需要归档的文件等，也有内部的干扰源，比如对扑克游戏的回忆。一些内部的干扰源来源于舞台本身的

限制：可能你体内的葡萄糖不足以支撑深入思考了，所以你不断地走神；可能你试图在脑海中同时容纳太多信息，超过了四个概念的数量限制，所以你边记边忘；又或者你的思维队列里排着待办决策，它们一直跳入你的脑海；也许有些事情占据了你的短期记忆，而它们对你毫无帮助，需要被搁置一边。也许现在你开始明白为什么安斯坦把前额皮质称为大脑的金凤花了。一切都必须刚刚好，它才能良好运转。

远离分心

有那么多事情会引起舞台上的混乱场面，你可能会好奇怎样才能保持专注呢？为此，人类已经发展出了特定的神经回路，不过它的运作方式可能跟你想象的不太一样。保持专注跟如何集中注意力关系不大，关键在于如何抑制干扰源分散你的注意力。

神经科学家经常用斯特鲁普效应测试（stroop test）来研究专注行为。在测试中，研究者会给被试们看带有不同颜色的词语，并要求他们说出词语的颜色，而不是念出词语本身。在下面的例子中，面对 c 选项，大脑强烈地想要回答“灰色”，因为对大脑来说，识别词语比识别颜色要更容易。

a. 黑色

b. 灰色

c. 灰色

d. 黑色

我们需要抑制自己的本能反应，才能不念出词语，而是说出颜色。运用功能性磁共振成像（fMRI）等扫描技术可以记录大脑中血流的流动情况，这让神经科学家观察到了当人们抑制自己的本能反应时，哪些大脑网络会被激活。他们发现，前额皮质中的一个特定区域对所有类型的抑制行为都起到了关键作用，这个区域就是“腹外侧前额皮质”（VLPFC，见下图），它位于左右两个太阳穴的后侧。VLPFC 区域可以抑制许多类型的反应，包括运动反应、认知反应和情绪反应。看起来，大脑有许多不同的“油门”分别参与语言、情绪、运动和记忆，但是所有类型的“刹车”行为都依靠着 VLPFC 系统（虽然其他脑区也参与“刹车”，但 VLPFC 似乎是“刹车”功能的核心）。你的专注程度与你运用这个“刹车”系统的能力密切相关。

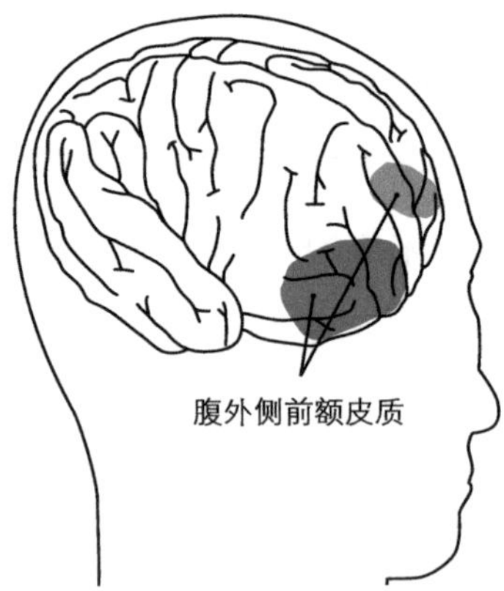

踩下刹车

VLPFC 位于前额皮质中，这一事实意义深远。如果你有一家汽车公司，正在研发一种新型车辆，你会确保刹车系统是由坚固的材料制成的，因为刹车失灵的后果不堪设想。然而，人类大脑却恰恰相反。人类的刹车系统属于大脑中最脆弱、最情绪化、最耗能的一部分。正因为如此，你的刹车系统表现得时好时坏。如果汽车也是这样设计的，恐怕你第一次开车出门时就回不来了。这下你算是明白了吧：抑制自己的冲动是偶尔才能做到的事，在大多数情况下很难。不去想某个恼人的想法是很困难的，而保持专注有时候是完全不可能的。

刹车系统位于前额皮质的一个深刻含义是，你每踩一次刹车，刹车系统的性能就会下降。这就好比你脚下的刹车每踩一次之后就会消失一阵，得休息好一会儿才能重新出现。我们在场景一中介绍过佛罗里达大学科学家罗伊·鲍迈斯特曾做过一个实验，他让被试单独待在房间里抵制巧克力的诱惑，然后再给他们安排一项困难的任务。他发现，那些抵制过巧克力诱惑的被试比没抵制过的被试在更短时间内放弃了完成任务。“自我控制力是一种有限资源，”鲍迈斯特说，“在进行过一次自我控制之后，再次进行自我控制的能力就会降低。”也就是说，每次你抑制住冲动之后，下一次就会更难。这解释了很多现象，包括节食为什么如此困难，以及我在写作时为什么会吃那么多巧克力。

抑制能力是如此关键，让我们深入研究一下其机制。加州大学旧金山分校的已故教授本杰明·里贝特（Benjamin Libet）在 1983 年进行的一项研究为我们提供了更多线索。里贝特和他的同事想弄明白是否存在“自由意志”。他们让被试自主地决定竖起手指，并观察大脑做出决定和被试做出行为之间间隔了多久。他们发现，在“自主”行为发生的前半秒，大脑发出了一个“动作电位”（action potential）的信号，它与即将发生的行为有关。从神经科学的角度来看，大脑在发出这一信号很久之后，我们才能意识到要移动手指。大脑在决定“我要移动手指”的 0.3 秒之后，你才能意识到这一点。这意味着，在你打算鼓起勇气和那位富有魅力的人搭话之前的 0.3 秒，你的大脑已经表白了。

当你意识到自己想要移动手指或者跑去搭话时，你的大脑早就为此搭建好了数百万个连接。在你意识到自己想要行动与采取行动之间，相隔大约 0.2 秒。这个 0.2 秒的时间窗口足够让一个训练有素的头脑注意到这种冲动，并采取可能的干预。

这一点十分重要。由于周围神经活动的存在，大脑会向你发出各种稀奇古怪的念头，而你对此几乎无法干预。但你拥有“否决权”，即拒绝跟随这些念头冲动行事。然而，如果你没有意识到这一系列步骤（大脑发送信号、欲望升起、采取行动）是分离的，那么你很可能会直接因接收大脑信号而采取行动，就跟大多数动物一样。你需要能够对这些微小的时间间隔有所察觉。为此，你需要关注自己的心理体验，并及时觉察自己的冲动（见下图）。

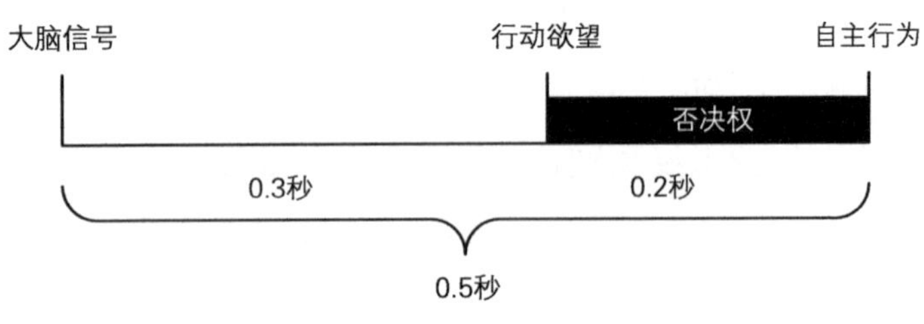

看起来你可能没有多少自由意志，但确实有“自由不去做的意志”

（free won’t，这是杰弗里·施瓦茨博士发明的术语），即抑制冲动的能力。不过，你只有很短的时间窗口来抑制冲动。而且，当舞台太满时，你可能甚至没有空间来容纳“抑制”这个想法。你也许开始明白，为什么在感到疲惫、饥饿或焦虑的时候，你会更容易犯错，也更难以抑制冲动行为。

赢得先机

抑制分心是保持专注的核心技能。为了抑制分心，你需要觉察自己的心理过程，并及时抑制住冲动行为。就像谚语里说的，时机就是一切。一旦你没能抑制住而采取了行动，连锁反应会让你更难以停下来。许多行为都包含着奖励，并利用这些奖励牢牢抓住你的注意力。一旦打开邮箱，或是收到了熟人发来的消息，你就很难阻止自己去读它们。大多数体力或脑力行为会产生自己的动量。例如当你决定从椅子上起身时，相关的大脑区域和几十块肌肉会被激活，血液泵送，能量流动。这一切一旦开始，你再想改变主意就需要行使更大的否决权和花费更多的努力，还不如你在一开始感到冲动时就否决它来得容易。同样，最好让自己养成在分心行为开始之前就尽早、尽快、经常地否决分心冲动的习惯。

关于把握时机还有一个有趣的情况。我们先来回顾一下场景三中提到的 20 世纪 80 年代做的实验。两组被试根据灯光闪烁的位置按下对应按键，一组被试看到的灯光位置是随机的，另一组看到的是依照规律重复闪烁的灯光，但规律很复杂，难以识别。实验结果发现，后一组被试按键的速度比前一组快10%。这是因为他们的无意识心智主要是基底神经节，捕捉到了规律，并帮助他们预测下一次灯光闪烁的位置，即使这些被试仍然无法有意识地识别出规律。

该实验更有趣的地方在于，有一部分被试的确注意到了灯光闪烁的规律。他们可以把这一规律用语言描述出来，或者用按键打出来。这些人在实验中的反应速度比无规律组的被试要快30%到50%。而且，识别出规律的人能够在0.3秒内执行这个模式。就像我们在里贝特的实验中看到的，这个0.3秒的时间窗口很接近意识到要采取的行动和真正采取行动之间的间隔。

我们在这个实验中看到，当能够用语言描述行为时，你就更有可能在采取行动之前捕捉到自己的意图。清晰的表述会提高你否决冲动的能力。当你能够用语言描述出某一模式时，你的前额皮质也参与了进来，因此你就能以更多种多样的方式来应对这一模式。

这个关于语言的发现不仅与抑制分心有关，还与我们之前谈到的所有问题有关。如果能够用语言描述出大脑舞台的疲惫感受，你就能在刚开始感到疲惫时便捕捉到这种苗头；如果能够用语言描述出大脑舞台过于拥挤的感受，你就更容易觉察到这一情况。从某种程度上来说，这整本书都是要帮助你在前额皮质中建立显性的语言图谱，以描述出迄今为止一直都是隐性的体验。这本书能帮助你更明确地了解大脑的处理过程，从而更好地使用否决权来应对过多信息、过多分心事物、过多干扰源和本书即将介绍的其他挑战。

大脑很容易分心，而分心又会消耗很多能量。为了在完成重要工作时保持专注，你不仅得关掉手机，还得把它放到另一个房间。更难的部分在于，在冲动出现时就抑制住它们。要抑制冲动，你必须学会在付诸行动之前就否决它们。如果能够用语言明确地描述出自己的心理过程，你就能更好地行使否决权。了解大脑的工作方式是很有好处的，因为这样才能让它为你所用。

我们已经讲了很多理论了，现在该看看如何把这些内容应用到生活里了。让我们回到保罗的故事里，看看如果他能够更好地拒绝分心，事情会发生怎样的变化。

重演：对分心说“不”

现在是上午 11 点半，保罗将在一小时后与他的潜在客户共进午餐。在那之前，他想搞清楚如果成功拿下了这个信用卡项目，他还需要哪些资源。他觉得除了报价，还有其他细节需要他在会面之前考虑清楚。

保罗拿出一张白纸，开始思考他的供应商里谁最适合参与这个项目。他想起很久以前合作过的一位供应商，但名字记不清了。就在这时，一个推销电话打了进来，保罗下意识地接起了电话，这是因为他思考得太投入了，大脑中的刹车系统此刻没有起作用。这个电话提醒了他，要想完成这项重要且耗费精力的任务，就必须排除干扰。在试图掉挂电话的同时，他利用例行动作关掉了计算机和房间里的所有电话。

挂掉电话并关机后，保罗重新开始思考这个项目。他现在确定不会有其他因素来干扰他了。由于无须再注意电话是否会响起，舞台释放了一部分空间。随着舞台清空，保罗的思绪又回到了接电话之前在思考的问题上。他重新激活了那个由数十亿个神经元组成的复杂而脆弱的网络，终于，他记起了那位供应商的名字。他给供应商发了封邮件，对方回复得很快，并表示非常乐意与保罗合作这个项目。保罗重新打开手机，与这位供应商通了电话，他们讨论了一下项目工作该如何展开。讨论项目比单纯思考项目更能激活神经回路，这让保罗更专注了，因为这些神经网络更加强健了。

保罗这下准备充足，可以放心与客户见面了。他打开计算机，制定了一份基本方案，并打印了出来，这让他看起来井井有条。保罗看了看表，发现离出门还有几分钟。此时电话响了，是埃米莉打来的。她刚开完会，想用几分钟的休息时间跟保罗聊一聊她在新职位上的第一天。保罗鼓励了她，埃米莉也感谢了他的支持。他们又聊了聊孩子的事，时间到了，保罗就出门了。

认识大脑

- 注意力很容易就会分散。
- 分心时我们通常在想自己的事，这激活了大脑中的默认网络。
- 大脑中时刻都在发生脑电活动。
- 分心会消耗前额皮质有限的资源。
- “永远在线”（即通过通信工具与他人保持联系）能显著降低智商，跟一夜未眠的结果一样。
- 抑制分心有助于保持专注。

- 大脑中的刹车系统负责所有类型的抑制行为。
- 刹车系统是前额皮质的一部分，因此抑制行为需要消耗很多能量。
- 每次你抑制住冲动之后，下一次就会更难。
- 要想抑制冲动，你需要在冲动成为行动之前就捕捉到它。
- 用语言描述出心理模式让你能更好地在模式重复之前就阻断它。

脑力善用

- 在你需要保持专注时，排除所有外界干扰源。
- 在开始困难任务之前清空思绪，以减少内部干扰。
- 通过反复练习各种刹车行为，包括肢体动作，来改善大脑刹车系统的性能。
- 在分心状态开始之前就抑制住它。

场景五：
探寻最佳状态

保罗开车去见潜在客户，他们打算利用午餐时间讨论一下这个项目。餐厅在一个他不怎么熟悉的城区，离家大约 30 分钟的车程。上路后，保罗想到接下来的 30 分钟总算不用应对邮件和电话了，长长地舒了一口气。10 分钟后，保罗开上了高速，然后他意识到自己开错方向了——他习惯性地沿着每天送女儿上学的路线开车。

保罗感觉自己要迟到了，这份焦虑提高了他的警觉性。他开始认真思索路线，并意识到马上就要到午间高峰了。为了节省时间，他决定驶下高速路。他开始在街巷里绕行，脚下的油门也踩得更深了。这样开车需要高度集中注意力。还有 5 分钟就到约定时间了，保罗更紧张了，脑海中浮现起上一次开会迟到的情景。一时分神让他忘记了转弯，这下花的时间更多了。终于，他在转过一个拐角后看到了餐厅。他走进餐厅时迟到了一分钟。当服务员领他进来时，保罗注意到大家已经喝完半杯咖啡了，而且看起来比他轻松得多。

在去午餐会的途中，保罗经历了前额皮质的种种表现：在**唤醒不足**（under-arousal）的状态下，他犯了一个错误；然后是恰如其分的唤醒水平（the right level of arousal），在此期间他表现良好；再后来是**过度唤醒**（over-arousal）的状态，此时他又搞砸了。保罗的这次经历很好地诠释了前额皮质的最后一个重要局限：太挑剔。前额皮质需要处于恰如其分的唤醒水平才能很好地做出决策或解决问题。为了保持专注，保罗不仅需要学会上一场景中所说的排除干扰，还得学会让大脑进入合适的唤醒状态。

演员们很难伺候

大脑区域的唤醒水平意味着这个区域的活跃程度。神经科学家可以通过多种方式测量各个大脑区域的唤醒水平。一种方法是通过脑电图（EEG），用放在颅骨上的感应垫来测量脑电活动的类型和程度。另一种方法是通过功能性磁共振成像（fMRI）来测量血液流量的变化，它的原理是利用功能强大的磁铁来读取血液中铁离子的变化。

大脑中的唤醒区域是不断变化的。当一些区域活跃时，另一些区域就会平静下来。这有点像从高处俯瞰城市：早晨成千上万的人从郊区涌入市中心，晚上他们又回到郊区。这个比喻对于工作中的大脑来说挺贴切的，因为在工作日的大部分时间里，血液、氧气、营养物质和脑电活动会涌入前额皮质，为密集的思维活动提供支持。

前额皮质需要恰如其分的唤醒水平才能保持最佳的工作状态。这种唤醒水平是相当高的，但也不能太高。大脑舞台上的演员不仅容易分心，而且还很难伺候。他们需要感到适当的压力才会好好表现。如果压力太小，比如说没有观众，他们就会分心。如果压力太大，他们又会忘词。

倒 U 形曲线

研究人员大约一百年前就发现了一个可以帮助人们发挥出巅峰表现的“甜蜜点”。1908 年，科学家罗伯特·耶基斯（Robert Yerkes）和约翰·多德森（John Dodson）发现，人们的表现符合一个倒 U 形曲线（见下图），即压力过小时表现一般，在适当的压力下表现最佳，压力过大时则表现下降。在英语中，表示“压力”的 stress 作为动词有“强调”的意思，它不一定是消极的。认为一旦生活中没有压力，你的表现就会改善，这是错的。正是一定程度的压力促使你每天早上起床。这是一种积极压力，它有助于你集中注意力。

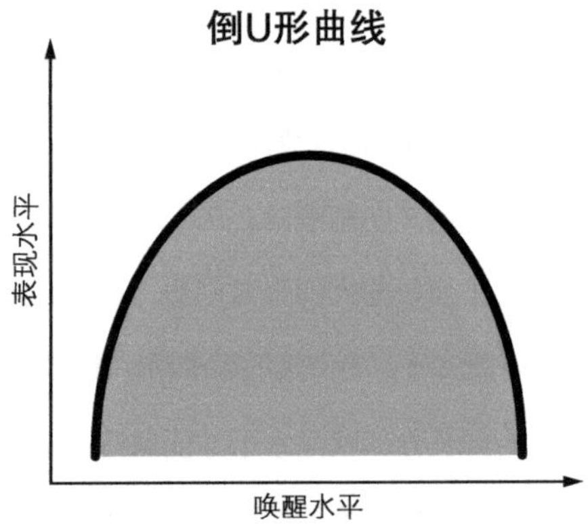

保罗刚上车时感到了难得的放松，甚至有点得意忘形了，以至于忘了提醒自己该往哪里开。当前额皮质不活跃时，你会按习惯行事，因为基底神经节接管了你的行为。当时保罗处于倒 U 形曲线的左下角：没有足够的压力让他表现良好。这就像你在度假时容易忘记预先定好的电话会议：你记住重要事项的能力“融化”在温暖的阳光和菠萝冰饮之中，你太放松了。

当保罗在街巷中集中注意力开车时，他处于倒U形曲线的甜蜜高点，各项机能都处于最佳状态。由于担心迟到，他更专注于眼前的任务，压力增大使他表现得更好了。与此相似，许多人都觉得除非临近最后期限，否则他们就无法集中注意力。少量的担忧或轻微的紧迫感有时确实能让人更专注（不过，你会在下一个场景中看到，这一点对于重复性工作或体力劳动更加有效）。

等到临近开会的时间，保罗觉得自己要迟到了，于是他开始手忙脚乱，错过了一个拐弯的路口。他无法全神贯注地跟着地图走，不管是脑中的地图还是手中的地图。大脑的唤醒程度对他的表现产生了负面影响。不幸的是，很多工作者每天处于这样的状态，大脑过高的唤醒水平影响了他们的工作表现。

如果这种化学物质恰到好处

一些令人振奋的新研究描述了在不同的唤醒水平下机体内的生理状况。其中许多研究成果都来自耶鲁大学神经生物学家埃米·安斯坦，她花了20年时间研究前额皮质，深入到神经元、突触、神经递质，甚至基因的水平。她的研究成果有助于解释为什么前额皮质如此挑剔，并为我们指出了管理大脑唤醒水平的方法。

首先介绍一下背景知识。大脑中的神经细胞并不直接与其他神经元相连接。相反，它们之间存在一种名为突触的结构。电信号会沿着神经元传导至突触，然后在突触那里转化为化学信号。突触两端都有受体，用于接收这些化学信号。突触发送和接收的信号有两种：一种是**兴奋性**信号，它告诉神经元要做更多的事情；另一种是**抑制性**信号，它告诉神经元要少做点事情。兴奋性信号是行为激活系统（BAS）的一部分，而抑制性信号是行为抑制系统（BIS）的一部分。有趣的是，科学家们通常将它们称为 BIS/BAS 系统，听起来像可爱的卡通人物。话说回来，这种在突触之间传导电信号 – 化学信号 – 电信号的通信系统有时称为突触"放电"。数以万亿计的神经元不断变化，并通过不同的放电模式组织成网络，而这些网络就是前文不断提到的"图谱"，例如保罗大脑中的"信用卡"图谱。

安斯坦发现，前额皮质中的突触是否正确放电，取决于两种神经化学物质是否处于适当水平。这两种化学物质是多巴胺和去甲肾上腺素。当这两种化学物质不足时，你就会处于无聊的唤醒不足状态；当这两种化学物质过多时，你会感到有压力和过度兴奋。这两种状态之间有一个恰到好处的甜蜜点。安斯坦解释说："我们在日常生活中也能察觉到这种现象。例如，当我们还睡眼惺忪，或者在一天行将结束时感到很疲惫，这时候我们很难打起精神来做任何复杂的思维活动。然而，当你压力过大时，体内会分泌大量的去甲肾上腺素和多巴胺，这会导致神经网络无法正常建立，神经元甚至会停止放电。结果就是，神经细胞之间的沟通变得非常少。"要想前额皮质运转良好，大脑必须为大量不断变化的连接提供适量的多巴胺和去甲肾上腺素，难怪保持专注有时如此困难。

由于外界环境的刺激，大脑中化学物质的水平时刻都在发生变化。

假如你差点儿被公交车撞到，接下来半天你可能都清醒得很。如果你在紧张的一天后走进一片森林，你可能会平静下来。不过，你也可以通过各种技巧来改变大脑中的化学水平，而无须冒生命危险或走进森林。这些技巧可以帮助你调节自己的警觉程度或者感兴趣程度。

产生警觉

如果你不得不在早晨刚起床后就开电话会议，就会知道唤醒水平对于认知表现是多么重要。如果不借助咖啡因等兴奋物质的刺激（就像更大的计算机显示屏一样，咖啡因被证明可以提升脑力工作的表现），有两种办法可以提高唤醒程度。

第一种办法可能最简单也最快速，那就是通过紧迫感来提高肾上腺素水平。去甲肾上腺素相当于脑内的肾上腺素，它让大多数人在公开演讲前感到紧张。它是恐惧感背后的化学物质。当你感到害怕时，就会密切关注眼前的任务，并且进入高度警惕的状态。恐惧感会给你带来深刻而快速的警觉性。另外，去甲肾上腺素对于连接前额皮质中的回路也很重要。

你可以采取一些手段来让大脑分泌这种物质。想象自己做某项活动会产生跟实际做这项活动类似的代谢反应。一项研究发现，想象自己在做手指运动可以使肌肉质量增加 22%，接近于实际做该运动时所达到的 30%（有些人会觉得这听起来简直美妙得不切实际，但请记住，你仍然需要付出很大努力才能专注于想象自己在做运动）。

如果你的警觉程度过低，你可以通过想象未来的可怕场面来促进肾上腺素分泌。在上一个场景中，保罗的唤醒程度很低，因为那是星期一上午，他还没吃午饭。这让他很难集中注意力，即使是很小的干扰也会让他分心。在这种情况下，他可以想象自己毫无准备地站在客户面前的场景。由此产生的恐惧会促进去甲肾上腺素分泌，这将有助于集中注意力。一位职业拳击手曾向我揭露他成功的秘诀：他想象自己输了就会被人打死，而这让他拼命训练。我在写作时也会用这个技巧。如果我无法集中注意力，就会想象自己在网上发表了一篇漏洞百出的文章，这会让我马上清醒过来。

这个技巧的关键在于不要过分妄想。你只需要唤醒大脑，使其有足够的动力就好，不要让自己陷入恐慌，徒增非稳态负荷。

产生兴趣

保罗还可以通过多巴胺来唤醒大脑。去甲肾上腺素让人变得**警觉**，而多巴胺让人产生**兴趣**。这两种化学物质都需要维持在恰当的水平才能取得良好的唤醒效果，但它们的作用不尽相同。

有许多不同的情况会促进多巴胺分泌。首先，当眶额皮质检测到出乎意料或者新奇的东西时，多巴胺水平就会上升。儿童就非常喜欢新鲜事物。新奇事物带来的化学反应会在瞬间把兴趣变成强烈的欲望。所谓幽默，其实就是创造出乎意料的联系。看喜剧电影或讲笑话都会提升多巴胺水平。你可能注意到了，第一次阐述一件事要比复述这件事来得容易，因为第一次阐述时你享受着新回路第一次激活所带来的愉悦感，而之后你再复述此事时需要花费更多的努力，因为你不再享受新鲜感所产生的多巴胺了。

保罗可以通过在工作中做出一点小小的改变来让自己更专注。仅仅调节椅子的高度就能让他有全新的感受，从而促进多巴胺分泌；他也可以把项目介绍给别人听，让自己获得一个全新的视角；或者他可以听听笑话，给朋友打电话聊点好玩的事，或是读一些幽默文章。

科学家还发现，期待被大脑认为是奖赏的事物也会产生多巴胺。这些奖赏包括食物、性、金钱和积极的社交互动。因此，保罗可以通过想象自己在开会时表现优异、拿下项目会给他带来的金钱回报以及其他奖赏，来让大脑中的化学物质提升至恰当的水平。

纵观所有研究发现，使用积极的期待或幽默来提升唤醒水平会比使用恐惧感更有好处。幽默和积极的期待能够同时促进多巴胺和肾上腺素分泌。恐惧虽然也会产生肾上腺素，但对负面事件的预期会减少多巴胺的分泌，还会产生一些对身体有害的化学物质。

过度唤醒不是好事

过度唤醒可能比唤醒不足还要糟糕。一项对 2 600 名英国员工的研究发现，有一半人曾目睹同事因为压力太大而哭泣，超过 80% 的人在职业生涯中曾被欺凌。世界各地的人都在面临信息过载的挑战，这使人们同时受到各种想法的刺激。保罗在去开会的路上错过了一个转弯，这让他开始感到恐慌，并因此经历了过度唤醒的不愉快体验。

过度唤醒意味着前额皮质的脑电活动太过频繁。为了降低唤醒程度，你可能需要降低接收信息的数量和速度。当你觉得脑子转不动时，可以把脑海中的想法写下来，把它们从你脑中“请出去”，这样你的大脑舞台就不需要容纳这些信息了，舞台的整体活跃程度也会降低。

另一种策略是激活大脑的其他大区域，这往往会降低前额皮质的活跃程度。比如专心倾听周围的声音，这会激活负责接受感官信息的大脑区域。你还可以做一些体力活动，比如散步，这会激活运动皮质，并使氧气和葡萄糖流入该区。如果某个大脑区域处于过度唤醒状态，你可以通过激活其他区域来解决这个问题。老话说得好：“压力大时就去散散步。”理解这句话背后的原因也很有帮助。

过度唤醒不仅跟恐惧或焦虑相关，它也可以带来更为积极的感受，比如兴奋或欲望。刚恋爱的人经常会“失去理智”，在热恋中做出各种疯狂的事情。一项研究表明，刚刚坠入爱河的人，其大脑跟吸食了可卡因的人的大脑有很多共同之处。多巴胺有时也称为“欲望的毒药”。太多的多巴胺在令人兴奋不已的同时，也会让人疲惫不堪。任何象征着潜在奖赏的活动都会促进多巴胺分泌，并吸引我们的注意力。这是有些人难以停止赌博的部分原理，也是我们对某些手机 App 上瘾的原因。任何新奇的信息——出乎意料的新闻故事，或者猫咪做出不可思议行为的短视频——都会引发多巴胺分泌。这在短期内可能让你感觉良好，但随着时间的推移，你可能会沉迷于此，并因此降低智商。

唤醒程度因人而异

一件事情是让人倍感压力还是兴致勃勃，这是因人而异的。对有的人来说，在郊区的自行车道上骑车可能很难让他提起精神，换上旱冰鞋在曼哈顿繁忙的马路上穿行才能让他专注。对另一些人来说，光是想一想在空旷马路上骑车的画面就让他提心吊胆了。这种差异源于过去的经验和某些其他因素，我们将在下一幕中详细讨论。这其中还有遗传因素，虽然这个方面也很有趣，但对我们目前的讨论没有什么帮助。倒U形曲线与性别因素也有关，它能帮助我们解释许多日常现象。

保罗在今天早上陷入麻烦的原因之一是，他拖到最后一刻才开始写提案。客户四天前就给他发了项目简介，但当时保罗无法专注处理，因为他觉得这事儿“不着急”。安斯坦称这种现象一般发生在男性身上，“雌性激素会增强压力反应。在我的实验室就能观察到这种现象：女性会提前一周完成任务，因为她们不喜欢截止日期前的压力和过度唤醒；而男性则拖到最后一刻完成任务，这样他们才有足够的多巴胺和去甲肾上腺素来推动他们工作”。

恰到好处的唤醒状态

我们已经讨论了过度唤醒和唤醒不足的状态，那么当处于倒U形曲线顶端的甜蜜点时，又是什么样的体验呢？匈牙利科学家米哈里·契克森米哈赖博士（Dr. Mihaly Csikszentmihalyi）对此已经做了数十年研究。在他1990年出版的《心流》一书中，契克森米哈赖博士将倒U形曲线顶端的体验描述为“介于压力过大（过度唤醒）和百无聊赖（唤醒不足）之间的最佳状态”。在这种状态下，你沉浸在某种体验之中，时间似乎静止了。当保罗决定集中注意力走小路时，他体验到了“心流”的状态，不过当他再次开始担心自己会迟到时，这种状态就结束了。

每个人都渴望体验“心流”状态，因为它让人富有活力。积极心理学创始人马丁·塞利格曼博士（Dr. Martin Seligman）认为，心流状态是人类的三个幸福源泉之一，它比享乐所带来的幸福更重要，比如从美食或美酒中获得的快乐。根据塞利格曼的说法，心流状态还与你利用自己的“长处”有关，也就是你非常擅长甚至已经刻骨铭心的一系列行为。

对于心流状态为何如此吸引人和令人振奋，我有个理论。想象你在做一个几乎无须刻意努力或注意力的习惯动作，比如开车。再想象一下，你用这个例行动作去做一件稍有不同且更困难的事——一件你只有集中注意力才能做好的事情。例如，不是开普通汽车，而是在赛道上开拉力赛车。你仍然具备必需的基本技能，比如转弯和换挡，但这对你来说是件新鲜事，所以你需要集中注意力。这时候，大脑中会建立起大量新连接，但你仍感到安全，因为你本来就有很多连接可以作为基础。这个过程会分泌大量多巴胺和去甲肾上腺素，却不需要花费很大力气。大量新连接的形成促进了神经化学物质的分泌，这些神经化学物质帮助你集中注意力，而这种专注又有助于你的大脑建立更多的新连接。正是这样一个向上螺旋使你感到聚精会神和活力充沛。

总而言之，前额皮质十分挑剔。为了让它进入巅峰状态，需要数十亿神经回路中的两种神经化学物质处于适当水平。这些化学物质与警觉程度以及感兴趣程度有关。幸运的是，正如你所看到的，你可以干预这一过程，使自己变得更警觉或更感兴趣。为了说得更明白些，让我们回到保罗的故事中去，看看他了解这些知识以后会怎么做。

重演：探寻最佳状态

保罗准备开车去见客户，餐厅在一个他不怎么熟悉的城区，离家大约 30 分钟的车程。他喜欢开车，在车预热的时候他松了一口气，因为终于有 30 分钟的时间不必处理电子邮件了。他知道自己需要集中注意力才能顺利开到不熟悉的城区，通过想象自己赶到餐厅的场景，他提高了自己的警觉性。他的肾上腺素水平开始上升。正要出发时，脑海中有个声音告诉他要先看看地图，因为他的基底神经节以前见过这种模式。只有在保持警觉但又不至于过分紧张时，保罗才能注意到这么微弱的内部信号。他看了看地图，找到了最佳路线，然后就出发了。保罗开始播放他最喜欢的曲目，但每隔十分钟就调低一下音量，检查一下地图以确保自己没走错路。保罗既专注，又放松。在这种最佳状态下，他很自然地开始在脑中预演待会儿见到客户要怎样表现。他觉得可以先向客户提一些问题，然后介绍一下自己做过的其他大项目。他在脑海中排练了一下如何向客户展示提案，并介绍提案中的各部分内容，以及客户会有怎样的反应。这让他既感到紧张专注，又感到有备而来。保罗在约定时间前几分钟到达了餐厅，这让他有足够的时间坐下来喝杯咖啡，然后准备好文件。

认识大脑

- 压力太小是不行的，恰当的压力才能让你进入巅峰状态。
- 去甲肾上腺素和多巴胺是两种重要的神经递质，它们分别与警觉程度和感兴趣程度有关。只有当它们处于恰当的水平时，你才能进入巅峰状态。
- 你可以通过多种方式有意识地调节去甲肾上腺素和多巴胺的水平，以提高自己的警觉程度或感兴趣程度。

脑力善用

- 试着觉察你的警觉程度和感兴趣程度在一天中的变化。
- 通过稍稍试想令你恐惧的场面来提高肾上腺素水平。
- 利用任何形式的新鲜感来提高多巴胺水平，包括转换视角、幽默和积极的期待。
- 通过激活大脑中除前额皮质以外的区域来降低多巴胺或肾上腺素水平。

场景六：
绕过路障

到中午了，埃米莉决定只用 30 分钟的时间为新会议写一份简单的提案，然后在午餐会上向大家展示。多年来，她发现自己的大脑有两个特点：如果在临近截止日期的时候写作，她不用怎么费力就能把想法带到大脑舞台上；一写就停不下来，不到最后一分钟绝不会收笔。

过了一会儿，当埃米莉快要写完提案时，她突然想到，自己应该在午餐会之前为新会议想好一个品牌名称。这个新点子立刻引起了她的兴趣，并促进了她的多巴胺分泌。但她很快懊恼为什么之前没有想到这一点，毕竟为会议想品牌名称要花上好几天，而不是几分钟。她开始有点儿过分焦虑了，这让她的思路变得不太清晰。她停下来想了想，决定把对品牌名称的强烈兴趣放到一边，先写完总体提案，这样她才可以更专注地思考。埃米莉现在已经很清楚，空旷的舞台可以在几分钟之内产生很多新点子，而杂乱的舞台花再多时间也没什么产出。

埃米莉写完总提案后还有 10 分钟的时间来为会议起名字。她仍然觉得目前的精神状态不适合进行这种创造性的工作，毕竟快到午餐时间了，她体内的葡萄糖水平很低。于是她关掉手机，在门口挂上“请勿打扰”的牌子。她知道，在这种脆弱的状态下，她的大脑经不住任何干扰。她把办公桌上的无关文件放到一边，这个动作也有助于她清理大脑舞台。最后，她在计算机上打开一个新文档，开始进行头脑风暴。

她立刻联想到几个与会议主题直接相关的词——可持续发展、商业，并开始思考如何用这些词来组成会议名称。这些词最近经常被提及，因此它们坐在观众席前排。众所周知，你会不自觉地记住你近期听说过的词语或概念，而且这些词语或概念会潜移默化地影响你的行为。这种奇妙的大脑现象称为“启动”（priming）。

埃米莉开始列词组清单了：维持、持续、可持续商业、可持续发展的一切、可持续利润、可持续收益。可她一个都不喜欢。她试着换个角度思考，但她的思维困在这条路上出不来了。埃米莉开始分心了。没有建立起她想要的神经连接，她脑中的多巴胺水平会下降，这使她更加难以阻止自己分心。她行使否决权，拒绝让自己为此感到气恼。相反，她集中注意力想象自己在午餐会上介绍新会议的场景，以帮助自己保持专注。没过多久，埃米莉就想出了另一系列与“可持续”主题相关的词语。在去午餐会的路上，她很高兴自己有先见之明，先写总体提案再思考会议名称。现在她至少有一个完整的提案，还有一些备选的名称可供讨论，尽管她还没有确定最终的名称。

埃米莉遵循了这本书中讨论的大部分原则。比如，她在大脑的演员容易登台时就安排好工作，她清空思绪以减少脑海中需要容纳的信息数量，她一次只思考一件事。她减少外部干扰源，还否决了内部干扰源。然而，她还是陷入了僵局。仅靠前额皮质的有意识思维无法让她想出好名称。她需要运用大脑中的其他资源。埃米莉即将发现前额皮质的另一个惊人特点：有时候，前额皮质本身就是问题所在，在需要发挥创造力的时候尤其如此。埃米莉需要更深入地了解大脑，知道何时以及如何关闭有意识的、线性的思维过程，这样她才能发挥出更大的创造力。

洞察是财富的发动机

埃米莉陷入了神经科学界称为“僵局”（impasse）的境地。僵局是通往理想心理状态的一个障碍，也是一个你想要建立但无法建立的连接。从想不起一个老朋友的名字，到无法决定给孩子起什么名字，再到作家面临的文思枯竭，这些都是僵局。尽管这是我们时不时都会遇到的困难，但每当我们需要发挥创造力的时候尤其容易陷入僵局。要想发挥创造力，就必须摆脱僵局。

根据《创意阶层的崛起》的作者理查德·佛罗里达（Richard Florida）教授所言，当今有超过 50% 的工作者从事创意工作。他们以各种方式写作、发明、设计、绘画、上色、装裱，或者对这个世界修修补补。富有创造力的人以新奇的方式把信息整合到一起。新奇事物会引起人们的注意，而在商业世界，注意力就会产生收入。从这个方面来说，创造力是财富的一个重要引擎。

少量的新奇感可以促进多巴胺的分泌，但过于新奇则会让人感到害怕。把这一概念与“每个人的倒 U 形曲线都不一样”这个事实放在一起看，你就会明白为什么新产品总是会从公众那里获得褒贬不一的反应了（据传，沃尔特·迪斯尼曾说过，如果他的一个新点子遭到了人们的一致反对，那他就知道这个点子值得追求）。大多数创意不是像狂想曲那样横空出世，而是对现有事物稍加改造。50% 的工作者只是在边缘地带修修补补，努力使现有的产品或服务更加有趣。正是这些人常常会遇到僵局。

再来看看另一半不从事创意产业的工作者。无论你是在银行坐柜台的、做三明治的、管货币兑换的还是在巴哈马群岛开游艇的，你可能大部分时间在执行已经编写好并存储在基底神经节中的例行程序。但是假设你突然间遇到了一个新问题：蛋黄酱用完了，货币汇率大幅波动（美元汇率多少来着？），或者游船的燃料不足。一些问题很容易解决，三明治制作手册会告诉你紧急情况下应该去哪里买蛋黄酱。但对于其他问题，你得开启大脑的搜索功能，将手头的问题与过去碰到过的问题相比较，才可能找到解决办法。在巴哈马的游艇上，你回想起上一次燃料耗尽时你是怎么做的：你定量配给物资，免费供应酒精饮料，并顺风驶向下一个港口。

然而，随着商业模式的不断变化，非创意产业的从业者将遇到越来越多的新问题，这些问题没有前例可循，也没有显而易见的答案，类似情况下的解决方案也起不了多少作用。例如，对于一个你根本不了解的产品，如何降低它的生产成本？这个产品在中国制造，由印度提供服务，远销欧洲，由一群素未谋面的人负责管理。你无法依靠逻辑常理来想出解决方案，而是必须以一种全新的方式重组你所拥有的知识（即你大脑中的图谱）。而这就是**洞察**。

无论你是摆弄产品造型的创意人士，还是一位船长，掌握摆脱僵局、获得洞察的方法对取得成功来说都是很重要的。获取洞察的历程之所以迷人，原因之一在于，你得在一定程度上关闭你的大脑舞台才能获得洞察。在许多情况下，过度活跃的前额皮质本身就是路障。

深入潜意识

长久以来，人们认为洞察是一件神秘的事情，似乎只能自发产生。没有人知道其背后的生物学原理，也就很难发展出一套有助于获取洞察的理论。今天，多亏了马克·比曼博士（Dr. Mark Beeman）等科学家的努力，我们对此也能一探究竟了。

比曼是美国西北大学的副教授，这所大学坐落在伊利诺伊州的埃文斯顿。他是研究洞察的顶尖神经科学专家之一，但他为人很低调。他还是一个精力旺盛的人，想要跟上他的谈话节奏，你得在见面之前先喝一杯烈酒才行。

比曼最初的研究兴趣在于了解大脑如何理解语言。他想要知道人们如何填补语言中的留白，而这又引发了另一个问题：我们在总体上是如何解决认知问题的。对这个问题的探索让比曼迷上了洞察产生的过程。2004 年，比曼与同事约翰·库尼奥斯（John Kounios）等人一起进行了一些开创性的神经科学研究，探索在洞察产生之前、期间和之后，大脑中发生了什么。

“威廉·詹姆斯有一句关于注意力的名言，‘每个人都知道什么是注意力，除非你试图定义它’，”比曼在实验室接受采访时说道，“我认为洞察也是如此。每个人都有过洞察。这些洞察通常不是什么伟大的科学理论，可能只是关于如何整理车库，让车好停一点。”

比曼在实验室中研究人们在解答字谜时所产生的洞察。他认为这些简单的字谜与现实世界的挑战有共通之处，只是后者很难在实验室里研究。举个例子，一个字谜是这样的：请找出一个与 tennis（网球）、strike（擦划）和 same（相同）都有关系的词。谜底是 match，因为你可以打一场 tennis match（网球比赛），还可以 strike a match（划一根火柴），而 match 和 same 是近义词。

比曼发现，在 40% 的情况下，人们按照逻辑常理解开谜题。他们会一个词一个词地尝试，直到一下子蒙对了。而另外 60% 的情况下，人们依靠洞察解开了谜题。这种洞察的特点在于，人们没有用逻辑推演来获得答案，而是突然就“知道”了答案。比曼解释说：“在获得洞察的过程中，答案突然就出现在了你的脑海中，你很惊讶，但你知道它是对的。而且一旦你想到了答案，就会觉得一切都再明显不过了。”

你来亲自试试吧。试着找出一个与 pine、crab、sauce 都有关系的词。观察你的解题过程，看看你是用逻辑推演出答案的，还是灵光一现想到答案的。当你想到答案时，你是否就“知道”它是对的？

一旦你获得洞察，就会觉得它显而易见、确凿无疑，这种感受有助于我们推测出洞察产生时大脑是如何工作的。比曼和他的团队试图弄清楚，大脑是否在潜意识状态下处理眼前的问题。对于启动的研究发现，如果人们在潜意识中已经解出了某个问题，当他们之后再被告知这个问题的答案时，他们阅读这个答案的速度会更快。这就是加州大学圣巴巴拉分校的乔纳森·斯库勒（Jonathan Schooler）所说的“a-duh”体验，指的是你奋力思考问题时却被别人告知了答案。

“a-duh”体验与更为积极的“啊哈!”体验不同，后者指的是你对一个问题产生了洞察时的感受。

洞察的产生似乎与潜意识处理有关。从日常经验上来看确实是这么回事——洞察往往在莫名其妙的时刻突然迸发，此时的你并没有在有意识地思考这个问题，比如当你在洗澡、健身或者开车时。这件事为提高创造力提供了一个可能的策略：让你的潜意识来解决问题。等下次老板看到你在工作日中午把手机关掉去散步时，你就可以向他解释你行为背后的科学原理了。

幸运的是，除了散步之外，还有更复杂一些的策略能够帮助你提高获得洞察的能力。要想理解这些，我们得先深入讨论一下“啊哈!”时刻。对了，你解开上文中的谜题了吗？与 pine、crab、sauce 都有关的词是 apple，因为有 pineapple（菠萝）、crab apple（沙果树）和 applesauce（苹果酱）。

陷入僵局

虽然这听上去很反直觉，但科学家发现，理解洞察的最佳方式之一是理解洞察产生之前的情况：陷入僵局时的体验。伊利诺伊大学芝加哥分校的斯特兰·奥尔松博士（Dr. Stellan Ohlsson）是这一领域的顶尖科学家。奥尔松说，当面对新问题时，人们会运用在过去曾经奏效过的方法。如果新问题与旧问题相似，那么这种方法就会起效。但许多情况事与愿违，过去的解决方案反而会妨碍人们想出更好的应对办法。这种错误的策略就会造成僵局。

当埃米莉在与“可持续”相关的词语圈子里兜兜转转出不来时，她就陷入了僵局，即某种固化的思维方式。奥尔松的研究表明，人们得先避免只沿着一个方向思考问题，然后才可能找到新思路。“人们必须主动地压制和抑制来自过去经验的投射，”奥尔松解释说，“这一点很让人出乎意料，因为人们往往认为抑制是一件坏事，它会降低创造力。但是，只要过去的方法在你脑海中霸占着主导地位或者活跃位置，那么，你所能想到的只能是同一个方法的不同变体罢了，新鲜想法根本无从浮现。”这里又出现了场景四中提到的抑制概念。阻止自己以某种方式思考的能力是创造力的核心。

你现在又有了一个在工作上遇到问题时就跑去散步的借口。我简直可以想象这是某人在被解雇之前对老板说的最后一句话：“为了彻底忘掉工作，深入潜意识，我要去散步了。”虽然这听起来很滑稽，但研究表明，当你陷入僵局时，这正是可以帮助你的办法，因为错误的答案阻止了正确答案的浮现。

以下是一个亲身体验僵局的机会。这是一道字谜题，当你想到答案时，会觉得它显而易见，但几乎每个人在解谜时都会陷入僵局。这个谜题是这样的：H、I、J、K、L、M、N、O，打一事物。花点儿时间好好想想这个谜题，别忘了记录一下你所使用的策略和你被卡住的地方。解出来了吗？

很多人会把这些字母看作首字母缩略词，比如“He is just kindly laughing”（“他只是亲切地笑着”）之类的，并因此陷入僵局。但真正的答案并没有那么复杂，而是非常简洁。那么，这些字母到底代表了什么呢？好了，它们是字母表中从 H 到 O 的字母，“H to O”，明白了吗？谜底就是你每天喝的水，H_2O。

这个练习说明了打破固化的思维方式是多么困难。当你假设答案是首字母缩略词的时候，就会把其他可能的解决方案排除在外。你大脑中的“缩略词”图谱很活跃，与它相关的脑电活动让其他回路无法轻易形成。要摆脱僵局就像试图改变一座桥上的车流方向一样：你必须先让所有车辆停下来，然后再让它们掉头。

奥尔松的抑制理论解释了为什么人会在淋浴或游泳时产生洞察。这跟水没有关系。当你在思考问题的间隙休息一会儿时，你活跃的思维方式就会平息下来。即使休息一小会儿也是有效的。下次你在手机上玩填字游戏或者其他文字游戏被卡住时，试着花几秒钟做些完全不同的事情（任何简单的事情都可以，比如系鞋带或拉伸一下，重要的是别去想那个问题），然后再回到题目上，看看会发生什么。我猜你已经注意到了，有时候你的前额皮质，即你有意识地处理问题的能力，本身就是问题所在。摆脱它，答案就浮现了。

大脑的这种怪癖也解释了为什么其他人经常能一眼看到你所面临问题的解决之道，而你却看不到，因为其他人并没有被你的思维方式固化（在我的另一本书《沉静领导 6 步法》(*Quiet Leadership*) 中，我介绍了“距离带来的清晰度”框架，用以进一步阐释这个问题）。对一个问题知道得太多可能是你找不到解决方案的原因。这听起来有点违反常识，因为人们通常会认为解决问题的最佳人选是对该问题了如指掌的人。我们每天都会在工作中遇到这么多的僵局，也许我们需要更多思维上的伙伴，其中既有对问题细节了如指掌的人，也有不怎么了解这个问题的人。这样的人组成的团队能够比单打独斗的人更快地想出解决方案。

让我们回到埃米莉的问题上。她需要发挥创造力。尽管她已经采取了所有正确的措施来清理自己的思绪，但还是陷入了僵局。那她应该怎么做呢？她不应该在最后几分钟更加努力地思考这个问题，而是应该反其道而行之：抽出宝贵的一分钟来做一些完全不同的、有趣甚至是好玩的事，说不定洞察就会突然出现。尽管这个策略听起来很奇怪，但比曼已经证明，努力集中注意力，试图通过想象自己在会议上的场景来增加自己的焦虑感，并不能帮助埃米莉获得洞察。这样做反而会减小洞察出现的可能性。

松散的连接

除了冒着被开除的风险去散步，还有什么其他办法来提高获得洞察的能力吗？比曼的研究提供了一些线索。他发现，那些用洞察解决问题的人，其大脑中一个叫作右侧颞叶前部的区域更为活跃，这个区域位于右耳下方，它帮助你将一些不怎么紧密相关的信息联系到一起。这个区域属于大脑右半球，而右半球比左半球更擅长处理事物之间的整体联系。乔纳森·斯库勒（Jonathan Schooler）的研究发现，当人们专注于细枝末节而非整体大局时，他们的大脑会进入左半球模式，而这会干扰洞察的浮现。

比曼发现，在洞察即将产生之前，大脑会发出一个奇特的信号。

大脑的某些区域会安静下来，就像汽车挂上了空挡。比曼说："在人们用洞察解决问题之前约 1.5 秒时，他们右枕叶上的阿尔法频段[①]活动突然增加了，而右枕叶是负责处理视觉信息的脑区。"这种阿尔法频段活动会在洞察产生的那一刻消逝。比曼继续解释道："我们认为，阿尔法频段活动表明人们隐约感到自己正在接近问题的答案，他们的大脑中有一些细微的活动预示着答案正从脑海深处浮现。这时，他们想要关闭或减少视觉输入，以便减少大脑中的噪声，从而使他们能够更好地看清答案。这有点像是在说：'闭嘴，我在想事情呢。'"你其实经常这样做，只是你可能没有注意到。比如当你和某人说话时，你会短暂地挪开自己的视线，也许是抬头看一眼，这是你想要减少干扰的小动作。你的大脑用这种方式来关闭输入，从而专注于微妙的内部信号。如果不这样做，洞察可能就无法浮现。

比曼还发现，情绪状态和洞察之间有很强的关联性。快乐情绪会增加洞察产生的可能性，而焦虑感则相反。这与你感知细微信号的能力有关。当你焦虑时，大脑的基础活跃程度更高，整体的脑电活动也更多，这些大脑中的噪声会让你更难以觉察到微妙的信号。这就是为什么谷歌这类公司努力创造轻松有趣的工作环境，因为他们知道这会提高员工的思维质量。

还有一些实验表明，涉及认知控制的脑区，即负责切换思路的部分，在洞察产生之前会被激活。也就是说，你通常以某种方式思考问题，但现在你需要换一种思路，以提高解决问题的可能性。就在洞察

① 阿尔法频段：一种低频脑电波，大脑区域在不太活跃时会产生这种电波。

产生之前，内侧前额皮质会活跃起来。它是大脑中默认网络的一部分，跟你对自身体验的觉察有关。当被试头戴大脑扫描仪思考问题时，那些内侧前额皮质活动较少，但视觉区域更活跃的人往往无法产生洞察。他们在仔细观察问题，但对自己的观察方式没有觉察。比曼甚至可以根据被试的大脑活动模式，在实验开始之前就预测出哪些被试更有可能产生洞察，而哪些则不太可能。

以下是比曼的发现：能够产生更多洞察的人并不是更有远见，他们没有下更大的决心找到解决方案，他们没有更努力地专注于解决问题，他们也不一定是天才。那些比曼在实验开始之前就能根据大脑扫描挑选出的“洞察生产机器”，其实是更能觉察自身内在体验的人。他们可以观察自己的思考方式，从而改变自己的思考方式。这些人有着更好的认知控制能力，因此能够在必要的时刻让大脑平静下来。

这些耐人寻味的发现对培训行业和教育产业有很大影响。学校和用人单位总是强调认知和智力，却很少强调自我觉察或者认知控制。如果摆脱僵局的能力在未来变得越来越重要——我立刻就能想到一些亟需解决的僵局——那么我们可能需要重新思考应该如何提高人们解决问题的能力。

关注你内心的 ARIA

纵观以上这些研究，我们也许就能找出提高洞察的方法。我花了十多年研究这个问题，终于提出了 ARIA 模型。ARIA 代表觉知（awareness）、反思（reflection）、洞察（insight）和行动（action）。该模型既描述了洞察产生的不同阶段，以帮助你及时识别该过程，也为提高洞察产生的可能性提供了实用方法。

觉知是大脑稍稍将注意力集中在一个僵局上的状态。在觉知状态下，你把问题放在大脑舞台上，同时确保它所占的空间尽可能小，以便其他演员能够登台。为了尽量降低前额皮质的活跃程度，你不能太过专注，而是要尽量平息头脑中的其他想法，并尽可能简化问题。简化问题的一个好办法是用尽可能少的字词来描述问题。比起说“我想要更多能量来兼顾工作和家庭，还要腾出时间来锻炼和娱乐”，对自己说“我想要更多能量”引起的大脑活动会更少些。

在**反思**阶段，你仍需要记得你所面临的僵局，但此刻你需要反思你的思考过程，而不是思考内容。在 H_2O 字谜的例子中，如果你注意到自己选择的策略没有一个是有效的，并允许全新的策略浮现在意识中，那么你就更有可能获得洞察。这样做的目的是为了从更高的视角看待僵局，而不是陷入细枝末节当中。这可以激活对产生洞察相当重要的右脑半球区域，并让松散的连接得以形成。你还可以进入一种放松的、散漫的精神状态，有点像你早上刚醒来时的感受。在这种状态下，新想法会梦呓般地飘进脑海。

洞察阶段非常奇妙。在洞察产生的时刻，大脑中会爆发出一阵伽马脑电波。这是最快的一类脑电波，表明大量的神经元在同时放电，频率大约是每秒 40 次。伽马脑电波标志着大脑各区域在相互交流。深度冥想时，大脑也会产生大量伽马脑电波。有学习障碍的人脑中的伽马脑电波较少，而在失去意识时，大脑中几乎没有伽马脑电波。

下图是比曼博士制作的伽马脑电波图。深色曲线的波峰代表阿尔法脑电波的活跃时段，此时大脑逐渐进入安静状态。之后浅色曲线的波峰代表伽马脑电波的活跃时段，洞察就是在这个时候产生的。

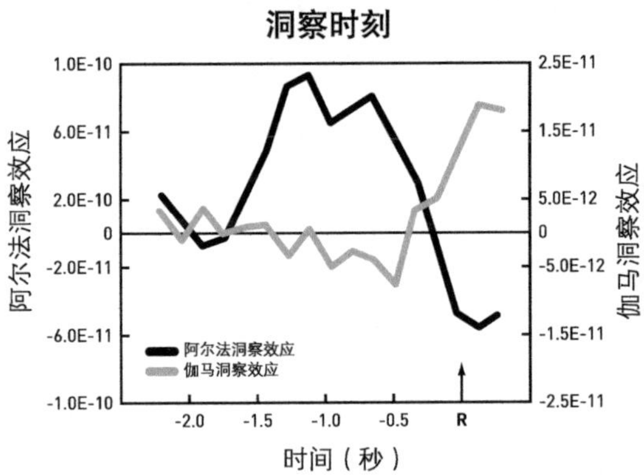

洞察产生时，人们好像被电流击中了一样。你可以从他们的面部表情、声音、肢体语言识别出来。甚至隔着电话听筒也能感觉出来——当对话安静下来，而你等着倾听时，这种感觉很明显。洞察产生的时刻也是事物发生变化的时刻。洞察还会促进肾上腺素和多巴胺的分泌，因此它令人兴奋，能够吸引你的注意，并让你感觉良好。

在**行动**阶段，你可以抓住机会利用洞察形成后所释放出的能量。这种能量强大但短暂。想想当你读到一本精彩小说的结尾处，情节线逐渐明朗，谜底终于解开，你所感到的那种恍然大悟的兴奋感。你会沉浸在这种美妙的感觉当中，但十分钟后，这种感觉就会消退。当处在“兴奋”阶段时，人们会有更大的勇气和动力去采取某些行动，而一旦神经化学物质所带来的兴奋感逐渐消退，他们的行动力就会迅速下降。

ARIA 模型指明了大脑洞察的价值所在。在我举办的一个研讨会上，70 多位商业领袖学习了洞察背后的神经科学知识，以及帮助他人产生洞察的技巧。然后，他们有 5 分钟的时间互相运用这个模型，来讨论真实世界中的商业挑战。通过短短 5 分钟的对话，这些商界领袖解决了他们所面临的 75% 的僵局（“解决”意味着他们获得了洞察，能够从新的角度来看待这个问题，并做出采取不同措施的明确决定）。而我所做的仅仅是向他们展示如何让另一个人进入右脑状态，以提高获得洞察的可能性。大脑喜欢洞察。我们要做的主要就是让前额皮质安静下来，让脑海更深处的信号能够被听到。

ARIA 模型可以给自己用，也可以给别人用。它帮助你识别大脑产生洞察的不同阶段：进入平静的状态、产生更多内部觉知和认知控制。它可以用来帮助你想起老朋友的名字、完成填字游戏，或者为你的剧本设计下一个情节。让我们来看看当埃米莉了解了这些知识之后，她可以如何变得更有创造力。

重演：绕过路障

到中午了，埃米莉有 30 分钟的时间为新会议写一份提案。写了几分钟后，她突然产生了洞察：自己应该在去午餐会之前为会议想好一个品牌名称。她感到自己的多巴胺水平上升了。她知道洞察会促进神经化学物质的分泌，而这又有助于产生更多洞察，所以她决定抓紧机会利用这种能量。关掉所有手机和传呼机，并在门口挂上了“请勿打扰”的牌子后，她在计算机上打开一个新文档，开始进行头脑风暴。

埃米莉很快联想到了会议简介中的关键词——可持续发展、商业，并开始思考如何用这些词来组成会议名称。在沿着这个主题连续想了10个词之后，她停了下来，并开始反思自己的思维方式。她发现自己被困在了“可持续发展”的主题中。她让大脑安静下来，试图倾听脑海中的其他线索。她听到了一个细微的声音，跟“未来”有关，于是就沿着这个方向走下去，又想到了10个词。她继续倾听脑海中的其他线索，很快又联想到了“保障”“降低风险”等概念。又是十几个词。写完这些词之后，她暂时想不到其他主题了。她意识到自己得转移一下注意力，这样微妙的连接才能形成，因为她知道自己正处于僵局之中，暂时只能围绕这三个主题进行思考。

埃米莉放空大脑，以抑制当前的思路。她给保罗打了个电话，问问他今天过得怎么样。他们聊了几分钟。保罗说他正要去和客户开会，为此他感到很紧张。这时，一个新主题跳入埃米莉的脑海：“放松”。她挂了电话，“洒脱前行”和“美好未来”这两个词进入了她的脑海，但很快她又进入了死胡同。她把注意力转移到孩子们的照片上，以减少焦虑感。突然，她下意识地感到激动，一个强烈的想法蹦了出来：“未来的商业保障”。她快速地搜索了一下，发现这个名称还没人用过。于是她基于这个主题改写了她的提案。额外的多巴胺分泌推动她进入了心流状态，令她妙笔生花。改完提案后，她甚至还有时间稍微改一改其他提案。在这种能量充沛的状态下她想到了更多好点子，这是她自已都没有预料到的。这下她可以心情愉快地去参加午餐会了。

此刻，可能你也正面临着僵局。在这个场景之前，本书探讨的都是如何高效运用前额皮质。为了高效工作，我建议你尽可能减少大脑舞台上演员的数量，让演员以正确的顺序登台，而且一次只能登台少数几位演员，以保证大脑处于适当的唤醒水平。然而现在我建议，有时你必须让所有演员都离开舞台，以便让潜意识帮助你解决问题。但你应该**如何**决定**何时**关闭舞台呢？当然，最大的问题是，到底是**谁**在做这些决定？为了回答这些问题，我们先中场休息一下，好好探究一番有关大脑的更深层次的研究结果。

认识大脑

- 人们往往会出奇地容易陷入同一类型的解决方案之中，这就是僵局现象。
- 摆脱僵局需要放空大脑，以降低错误答案对大脑的激活程度。
- 要想产生洞察，你需要倾听细微的内部信号，让松散的连接得以建立。这需要让大脑平静下来，把脑电活动降到最低。
- 越是放松和快乐，洞察就会越频繁地出现。
- 右脑主要处理信息间的联系，而非具体的信息内容，它对洞察的产生有很大贡献。

脑力善用

- 减轻压力，延后交付工作的最后期限，做些好玩的事，想尽办法减轻焦虑感。
- 休息一下，做点轻松有趣的事，看看答案是否会浮现。

- 试着让大脑安静下来，看看脑海中是否有微妙的联系。
- 专注于信息间的联系，而不是钻研问题本身；从更高的角度观察模式和关系，而不要钻进细枝末节里。
- 将问题简化为其核心特点；让大脑从更高的视角反思，等候洞察产生之前的微妙联系；在洞察产生的时刻，停下来，专注于洞察本身。

中场休息：
了解你的导演

到中场休息的时候了。让我们先把保罗和埃米莉的故事放到一边，来看看关于大脑更深刻的见解。到目前为止，我都认为了解大脑可以提高你的工作效率。这是因为在了解了大脑之后，你就可以及时做出不同的决定。

然而，仅仅知道更多关于大脑的知识是不够的。回忆一下埃米莉在上一场景中的经历："她**发现**自己被困在了'可持续发展'的主题中。她让大脑**安静**下来，试图**倾听**脑海中的其他线索。她**听到**了一个细微的声音，跟'未来'有关，于是就**沿着**这个方向走下去。"埃米莉在实时觉察自己的心理过程。她是自己大脑的观察者。如果没有这种观察，不管对大脑了解多少都没什么用。要想发挥出最佳的心智表现就需要结合这两者——了解自己的大脑，以及能够实时觉察大脑的思考过程。

在大脑舞台这个比喻中，演员代表着有意识的信息，观众代表着大脑中潜意识的信息，比如回忆和习惯。除此之外还有一个角色，我称之为导演。导演代表着可以置身于体验之外的那部分意识，他可以观察你的心灵生活，观察你的人生，决定你的大脑如何做出反应，有时甚至还能改写剧本。

穿越历史长河的导演

这位导演在历史上有过很多称呼。几个世纪以来，科学家、哲学家、艺术家和神秘主义者都对他非常感兴趣。在西方哲学的萌芽时期，苏格拉底就说过:“未经审视的生活是不值得过的。”今天，有些人把这种观察自己的行为称为自我觉察或者正念。它也被称为元认知，意为“关于认知的认知”；或者元意识，意为“关于意识的意识”。不管怎么称呼，这种现象在哲学、心理学、伦理学、领导力、管理、教育、学习、培训、育儿、饮食、运动和自我提升等领域中都十分重要。“了解自己”是做出任何改变的第一步，如果你不懂得这一点，就很难领悟任何人类体验。

这种观点现在受到了普遍认可，但同时也引发了两种不同的看法。第一种看法认为，所有作家都是恶劣的“抄袭者”。另一种看法认为，有某些重要的、共通的生理性因素，让我们能够置身体验之外并实时观察自己的体验。研究表明，后者是对的。

认知科学家在20世纪70年代首次发现，工作记忆，也就是“舞台”，具备执行功能。从某种意义上来说，这种执行功能位于工作记忆的其他功能之上，它负责观察你的思维，并选择最佳的资源分配方式。对这一现象的研究随着20世纪90年代新技术的发展而深化。特别是2007年前后，社会认知和情感神经科学这一领域的出现使得相关研究更加深入，该领域有时也称为社会认知神经科学。

社会认知神经科学是认知神经学（研究大脑功能）和社会心理学（研究人们如何互动）的结合。在社会认知神经科学兴起之前，神经科学家倾向于关注单个大脑如何发挥功能。而社会认知神经科学家则致力于研究大脑之间的互动方式，探索竞争与合作、共情、公平、社会性疼痛和自我认知等问题。其中，自我认知领域是本书关注的重点。大脑中许多用于理解其他人的大脑区域也被用来理解自己。社会认知神经科学家有志于探索一些极具挑战性的哲学议题，他们想要更了解这位难以捉摸的导演。

凯文·奥克斯纳（Kevin Ochsner）是纽约市哥伦比亚大学社会认知神经科学实验室的负责人，也是该领域的两位奠基者之一。在他看来，"自我觉察是置身身外、用尽可能客观的眼光来看待自己的能力。在许多情况下，这意味着用第三人称视角，即透过另一个人的眼光来看自己。在这种互动中，我成了摄像机，把镜头对准自己，并观察自己的答案。拥有自我觉察能力，就是拥有了一个元视角，像与另一个人互动那样与自己互动。这就是社会神经科学试图理解的基础现象"。

如果没有让你能够置于自身体验之外的自我觉察，你就没有能力及时调节和指导自己的行为。这种实时的、以目标为导向的行为调节是一个成熟的成年人行事的关键。你需要运用这种能力来把自己从自动的经验流中解放出来，并自主选择把注意力引向何处。如果没有导演，你就只是一个被贪婪、恐惧和习惯驱使的机器人。

把导演放在显微镜之下

一些神经科学家用"正念"来指代"导演"的概念。"正念"最初起源于佛教用语，当今的科学家把它定义为"以开放和接纳的态度密切关注自身体验、关注当下”。这是一种“活在当下”的想法，即意识到时时刻刻发生着的体验，并接纳它。加州大学洛杉矶分校正念研究中心的联合创始人丹尼尔·西格尔是该领域的主要研究者和作者之一，他认为可以将正念简单地看作“盲目”的反义词。“它是我们在做出反应之前先暂停一下的能力，”西格尔解释道，“这种能力给了我们空间去思考各种选择，然后挑选出最合适的应对方式。”

对神经科学家来说，正念与灵性、宗教信仰或任何特定类型的冥想关系不大。它是每个人都多多少少具备的能力，可以通过许多方式提升（它也是一种你可以激活的状态，而且你激活得越多，它就越能成为你的一种特质）。正念对于工作效率也很重要。当你感到自己需要停止处理邮件，转而好好规划当天的计划，并且听从了这种感受时，你就是在运用正念。在去开会的路上，当你注意到自己需要集中注意力以免迷路时，也是在运用正念。在这两个例子中，你都注意到了内心的信号。这种注意到内心信号的能力对于高效工作来说很重要。所以，你一方面需要了解与大脑有关的知识，另一方面也需要能够实时觉察到大脑在做什么，只有这样，那些知识才能发挥用处。

世界各地有许多科学家在探索正念，其中的核心人物之一是科克·布朗（Kirk Brown），他来自弗吉尼亚联邦大学。还在读研究生时布朗就注意到，有些人在大病初愈的过程中比其他人更善于注意到身体内部的信号。这些人似乎比不太能够注意到身体内部信号的人更快地从大手术中恢复过来。这种对内部信号的觉察有一个专业术语：内感（interoception），即对自己内部世界的感知。布朗当时找不到一个现成的方法来测量这种内感能力，所以他发明了正念注意觉知量表（MAAS）。现在，MAAS成了测量个人日常正念水平的黄金标准。

布朗发现，每个人都有正念能力，但程度各不相同。多年来他一直在做这方面的实验，并发现人们的MAAS分数与他们的身体和精神健康状态相关，甚至还与他们的人际关系质量相关。“最初我们还以为数据出错了，”布朗解释道，“我们不敢相信正念程度与这么多事情相关。然而我们后来的所有研究结果都支持这一发现。”乔恩·卡巴特–津恩（Jon Kabat-Zinn）是马萨诸塞大学医学院减压诊所和医学、保健与社会正念中心的创始人。他的研究表明，皮肤病患者如果练习正念的话，他们会痊愈得更快。牛津大学的马克·威廉姆斯（Mark Williams）发现，正念练习可以让抑郁症的复发率降低75%。显然，正念有助于我们保持健康。但这仅仅是因为它的解压作用吗？还是因为它有什么其他力量？这是中国著名神经科学家唐一源教授想要回答的问题。2007年，他做了一项研究，看看正念究竟只是一种放松训练，还是另有奥秘。40名志愿者接受了为期5天的正念训练，每天练习20分钟，唐教授称之为“整体身心调节法”。另一组志愿者则进行了同样时长的放松训练。“仅仅5天的时间，两组志愿者之间就出现了明显的差异。”唐博士说。根据唾液样本测试，正念组志愿者的免疫功能平均高出近50%，皮质醇[①]水平也更低。正念显然不仅仅是放松。那么，它到底是什么呢？为什么它对生活的方方面面有如此大的影响？

---

① 皮质醇：一种用于衡量体内压力水平的激素。皮质醇会激活帮助生存的身体机能，包括凝血和减少消化。皮质醇水平会随着远离状态的增强而提升。

正念背后的神经科学

2007 年，多伦多大学的诺曼·法尔布（Norman Farb）与其他六位科学家进行了一项名为“正念冥想揭示了不同的自我参照神经模式”的研究，从神经科学的角度为我们对正念的理解开辟了新天地。为了帮助你理解这项研究的重要性，我先来回顾一下背景知识。你生来就有能力在大脑中创造外部世界的内部表征，这些表征称为“图谱”(有时也叫作网络或回路)。你长期关注的内容会形成图谱，例如保罗的信用卡图谱。一名律师脑中会有成千上万个法律案件的图谱；一位来自卡拉哈里沙漠的布须曼人脑中会有寻找水源的图谱；年轻的妈妈面对自己的第三个孩子，脑中会有如何哄他入睡的图谱。我们还有发展某些特定图谱的与生俱来的能力，比如嗅觉图谱。

法尔布和其他六位科学家发明了一种方法，来研究人们如何实时地体验他们的生活。他们发现，人们有两种与世界互动的方式，分别会用到两组不同的图谱。一组图谱是之前在分心与洞察的场景中提到过的“默认网络”，这个网络包括内侧前额皮质以及海马体等主管记忆的脑区。之所以称为默认网络，是因为当没有什么其他事情发生，而你在想着自己的事儿时，它就会变得活跃起来。想象夏天你坐在码头边上，微风吹拂着你的头发，你手里拿着冰镇啤酒。但此刻的你并没有享受这份美好，而是在想今天晚饭做什么，会不会又把饭菜搞砸了，让伴侣感到好笑，这正是你的默认网络在发挥作用。它是参与制订计划、做白日梦和沉思默想的大脑网络。

当你想起自己或别人时，默认网络就会活跃起来。它支撑着“叙事”的连贯性。叙事就是故事线，记录着随着时间的推移，人物之间进行互动的情节。大脑中储存着大量关于你自己和其他人的历史故事。当默认网络被激活时，你在思索自己的过去和未来，不光是你自己，还有所有你认识的人，以及思索如此大量的信息是如何编织在一起的。在法尔布的研究中，他们习惯把默认网络称为叙事回路（在日常生活中，我也更喜欢称之为“叙事回路”，因为在谈论正念时，这个名称比“默认网络”更朗朗上口，也更优美一些）。

当你用这个叙事网络来体验世界时，你接收到外界信息，然后让这些信息通过你进行释义的滤镜，从而加入你自己的诠释。当你带着活跃的叙事回路坐在码头上吹着凉风时，凉风不单纯是凉风，而是夏天即将结束的标志，这让你开始思考今年去哪里滑雪，以及滑雪服是否得送去干洗了。当叙事网络活跃时，我们很容易从一个想法跳到另一个想法。

这个默认网络在你醒着的大部分时间里是活跃的，而且不需要花太多精力就能运作。这个网络本身并没有什么错，但重点是，你不应该只通过这个网络来体验世界。

法尔布的研究表明，还有一种完全不同的体验世界的方式，科学家称之为**直接体验**（direct experience）。当直接体验网络被激活时，大脑中的多个区域变得活跃起来。这其中包括脑岛，它跟接收躯体感知信息有关；还包括前扣带回皮质，它负责检测错误、转移注意力。当直接体验网络被激活时，你不是在思考过去或未来，其他人或你自己；实际上你什么都没想，而是专注于你的实时感受。坐在码头上，你专注于感受阳光晒在皮肤上的暖意，发丝之间吹过清凉的微风，以及手中的啤酒带给你的冰爽体验。

一系列研究发现，叙事回路和直接体验回路[①]成反比。换句话说，如果你一边洗碗一边想着开会的事情，就很有可能因为没看到杯子上的裂口而割伤自己。这是因为当叙事图谱被激活时，负责视觉感知的大脑图谱就不会很活跃。当你迷失在思考中时，视觉、听觉、触觉以及其他感官都会变得不那么敏锐。遗憾的是，在这种状态下，连啤酒都没那么好喝了。

幸运的是，这种情况反过来也奏效。当你把注意力集中于输入的数据上时，例如洗手时水流从指尖穿过的感觉，叙事回路的活跃程度就会降低。所以如果你的叙事回路正发疯似的担心即将到来的压力事件，那么深呼吸一口，把注意力集中在当下会对你有所帮助，因为这样做会让你的感官“活过来”。

让我们来做个快速练习，帮助你进一步理解这些研究成果。现在请花十秒钟把你的注意力放在某个感官信息上面。如果你正坐着读这本书，你可以把注意力集中于坐在椅子上的感觉，关注座椅的质地、弹力和其他方面带给你的感受。你也可以专心听周围的声音，仔细观察你听到的不同声音。现在就开始，只需要做十秒钟。

做完练习之后，也许除了你所关注的感官信息以外，你还注意到了其他事情。首先就是将注意力集中在某件事物上是多么困难，哪怕

---

① 直接体验回路：当注意力集中于输入的信息（包括来自外部和内部的感觉数据）时，该回路就会被激活。

只是短短十秒。这本身就很有趣。在这十秒钟里，也许你很快就不再关注感官信息，转而开始进行思考（这是这个练习中最常见的反应）。当你的注意力从坐着的感觉转移到今天午饭吃什么时，你的大脑就从直接体验回路切换到了叙事回路。如果此时你又想起了这个练习，并将注意力重新放回感官信息上，你就重新激活了直接体验回路。

这个快速练习让你对这两个回路之间的切换有了直观感受，让你能够体验到其中的差别。如果反复做这类练习，你就会越来越善于注意到这种切换的发生。练习正念冥想的人就更善于注意到直接体验和大脑进行诠释之间的区别。经常做这类练习会强化觉察内心状态的回路。也就是说，关注导演会让导演更强大、更有力。

在十秒的练习中你可能还会注意到，其他感官也变得更加敏锐了。当你坐在码头边，停止思考，转而关注阳光晒在皮肤上的暖意，你很快也会感受到微风。激活直接体验网络会带来更丰富的感官数据，这让你能够感知到周围的更多信息。而感知更多信息会让你看到更多的选项，这有助于你做出更好的选择，使你在工作中更有效率。

让我们来回顾一下。你可以通过叙事回路来体验世界，这种回路一般用于做计划、设定目标和制定策略。你也可以更直接地体验世界，这会使你接收到更丰富的感官信息。通过直接体验网络来体验世界让你更接近现实。对于身边发生的事件，你会接收到更多、更准确的信息。注意到更多实时信息让你能够更加灵活地做出反应，而不是被你的过去、习惯、期望或假设所禁锢。当事件发生时，你更有能力去应对。

激活你的导演有助于你感知到更多感官信息。有趣的是，这些感官信息也包括跟你自己有关的信息：你的想法、感受、情绪和内部状态等。当你激活导演时，也会更多地注意到自己的内心世界。其中最有用的一点是，你在试图完成工作时更容易觉察到自己的大脑状态如何：舞台是疲惫不堪，还是人满为患？或者舞台需要关闭一会儿，以便洞察浮现？如果能够随心所欲地激活导演，你就更容易觉察到这些信号。

实践出真知

在法尔布的实验中，那些经常练习观察叙事回路和直接体验回路之间差异的人，比如经常冥想的人，对这两种回路的切换能力更强。他们随时都知道自己在哪个回路上，并且能够轻松地进行切换。而那些没有进行过这种观察练习的人则更有可能自动地采取叙事回路。

科克·布朗所做的一项研究发现，正念水平更高的人更能意识到自己的潜意识过程。相比于正念水平较低的人，他们有更强的认知控制力，以及更强的塑造语言和行为的能力。如果你的导演很强大，当你坐在微风轻拂的码头边时，就更有可能意识到自己由于操心晚饭而对美好的风景视而不见，于是能够将注意力转回到温暖的阳光上。当切换注意力时，你就改变了大脑机能，这对于你大脑的工作方式会产生长远的影响（我们将在后面的场景中讨论这种情况背后的原理）。

丹尼尔·西格尔解释道："当你能够稳定且熟练地关注内心时，之前混淆的回路会变得清晰可辨，切换起来也更容易。我们可以利用这种专注能力来改变大脑的功能，甚至改变大脑的结构。”西格尔的意思是，如果你能够随心所欲地激活你的导演，就能在任何时刻关注到自己的心理状态，然后选择你所关注的内容。这是本章的核心，也是本书的核心：越了解大脑，就越能够改变大脑。你越能够注意到自己的体验——无论是舞台空间变小了，多巴胺因为新奇感而变多了，还是你需要一点儿时间来让洞察浮现——你就越能够停下来，进行观察，并获得知觉。与其通过坐在山上冥想来提高自我觉察能力，不如在工作中随时演练。

以上是好消息。

现在来说说坏消息。你将在下一个场景中了解到，在你倍感压力时，激活导演是很困难的。有些人沉浸在生活的洪流中，多年来从没有激活过导演。在工作中激活导演并不是一件容易的事儿。

刚退休的约翰·蒂斯代尔（John Teasdale）是正念研究领域的先驱之一。他说：“正念是一种习惯，练习得越多，就越容易进入这种模式……它是一种可以习得的技能，利用的是我们已经具备的东西。正念并不难，难的是记得要保持正念。”我喜欢最后这句话。正念并不难，难的是要记得练习它。

那么，怎么才能记得经常做这件事呢？你需要让导演坐在观众席前排，这样他就能在需要的时候快速跳上舞台。他应该在你的大脑中随时蓄势待发。如果你经常调用他，他就会在大脑中占据首要位置。所以要定期练习调用导演，这样才能让他随叫随到。有一些研究表明，经常激活导演确实会改变人们的大脑结构，因为参与认知控制和切换注意力的特定皮层区域会增厚。用什么来练习并不重要，关键是把注意力集中在直接感觉上，而且要经常练习。使用丰富的数据流也会有所帮助。比如，你可以把注意力集中在整只脚踩在地板上的感觉，这比只关注小脚趾的感觉更容易一些，因为你接收到的数据更多。你可以在吃饭、走路、说话以及做任何事情的时候练习激活你的导演，但就是不能在晒着太阳喝啤酒的时候练习，因为在这种情况下你的导演很快就会跑去参加聚会了（其中的神经科学原理得由其他书来解答了）。

并不是说你只能通过坐在椅子上观察自己的呼吸来锻炼你的导演，你可以找到符合你生活方式的锻炼方法。我和妻子在晚饭前会和孩子们举行一个十秒钟的小仪式，就是停下其他动作，认真关注自己的三次呼吸。这个仪式的额外好处在于它使原本就美味的晚餐变得更加可口了。

让导演待在舞台附近有助于让演员们保持井然有序。当你的导演能够实时注意到大脑的变化时，你就能更好地把体验用语言描述出来，这让你能够更快地识别细微的模式，也能对大脑机能做出细微的调整。当你的心智能够实时地调整大脑机能时，你会有更强的适应能力，能够以最有益的方式应对每一个挑战。

灯光开始闪烁，铃声响起，中场休息要结束了。让我们接着回去看表演吧，埃米莉和保罗即将面临一些新的挑战。让我们来看看优秀的导演是如何应对困难场景的。

第二幕
在压力下保持冷静

大脑远不止是一台逻辑处理机器。它的目标是让你活着，所以，它每时每刻都在判断你的周遭世界是危险的还是有益生存的。当大脑感知到有威胁或是奖赏时，哪怕是在非常微小的层面，都会对你的思考方式和内容产生巨大的影响。对威胁或奖赏的自发反应一般被当作情绪。要在这个纷乱的世界里保持高效，关键在于你能够调节自己的情绪，而不是受控于它。

在第二幕中，保罗会了解到情绪对思维的影响，并学会如何在情绪占据主导地位时夺回控制权。埃米莉会了解到大脑对控制感的深刻需求，并学会一种调节更强烈情绪的关键技巧。最后，保罗会发现，期待在大脑处理信息的过程中发挥着作用，有时还会对你感知世界的方式产生巨大影响。

场景七：

戏剧性脱轨

现在是中午 12 点 45 分，保罗将菜单递回给服务员。

“那么，你觉得你们能够按时交付吗？”年龄较长的经理米格尔问道。正当保罗要积极回应时，他的脑海中闪过之前的一个项目，那位客户的时间要求也很紧迫。在匆忙中，保罗没有发现客户的真正需求，结果交付时间晚了，预算也超了。那段经历的挫折感涌上保罗心头，使他仿佛又回到过去。他不想展露这种情绪，于是他努力抑制反胃的感觉，但这似乎无济于事。更糟的是，他的叙事回路被唤醒了，这让他迷失在内心的思绪中，忽视了外界的信息。他没有注意到，自米格尔提出问题后已经过去了很久。

保罗又花了点时间想了想如何在 8 周内完成这个项目。他感到不太确定，因为他觉得可能需要 24 周。他现在坐立难安，很难保持思路清晰。

“我想我可以做到……”他开口说，“但有没有可能，再多给我一点时间？”

另一位经理吉尔听到后露出了疑惑的神情。她那完美的指甲和盘成髻的头发让保罗想起了小时候的校长。他回想起曾连续三天放学后被她罚留校，导致他错过了一次学校郊游。他怀疑吉尔听到他的回答时所露出的表情意味着不屑。他开始感到浑身发热。

“你对这类项目有经验吗?”吉尔问道。

保罗多么希望自己今天早上能关掉手机和计算机，把更多精力放在准备这次会议上，这样他现在就能够回答这个问题了。他的额头上冒出了汗珠，心里又担忧吉尔会注意到，而这让他出了更多汗。他试图掩盖自己的紧张，这使他没能听清她刚才说的话。

“不好意思，您刚刚问我什么?”保罗问，他的脸有点发烫，“哦对了，我们有没有经验。是这样的，我们是一家小公司。”他几乎可以听到自己脑海中有一个微弱的声音告诉他，他曾经做过一个规模与此相当的项目，但他想不起来具体是哪一个项目了。他期望自己能在会议结束前回想起那个项目。

“您看……虽然我们公司不大，”他继续说道，“但至少我们是本地企业。如果把项目都外包给海外的公司，这个国家就会走下坡路了。”话音刚落，他就想起在项目简介中，客户曾表明他们也会考虑海外的公司，但说出去的话覆水难收。

“嗯，我们也很爱这个国家。但显然，如果我们能以四分之一的成本完成这个项目，不这么做才是疯子呢。这是我们能与海外零售商竞争的唯一方法了。”吉尔回答道，米格尔也点了点头。

保罗胃里那沉甸甸的感觉越来越强烈了。会议又持续了 30 分钟，对方提出了更多尖锐的问题。会议结束时，米格尔和吉尔感谢保罗抽出时间来面谈。保罗表面上微笑着，内心却精疲力竭。

回到车上后，保罗不假思索地走了来时那条复杂的路线回家，只是这次他却迷路了。会议上他费尽心力地打趣逗乐，这让他的前额皮质疲惫不堪。边看地图边开车也让他懊恼不已，还差点儿撞上一辆因黄灯而减速的车。到家时，他看到儿子乔希早早就从学校回来了，此时正坐在门口。“你这么早回家干什么?”他厉声问道。

“你的手机刚才怎么没开？"乔希顶嘴道。由于开会时很紧张，保罗忘记了他应该提前回来接乔希，学校今天有郊游活动，会提早放学。保罗知道自己不对，但他忍不住要和儿子争论一番。“臭小子，不许在我面前摔门!”保罗吼道。他思忖着以后乔希每次摔门的时候是否该罚他点零花钱。此时，一个想法冒了出来，会议上卡壳的问题有了答案：罚款、收费、过路费。没错，他以前做过类似的项目。可恶！两年前他所做的收费公路项目和这个信用卡客户的项目几乎一样，而且前者完成得很顺利。如果他在开会的时候记起这个就好了。

保罗今天的日子很不好过。他处在压力环境中，大脑的一些怪癖使这一切变得更糟。过去经历过的情绪化事件影响着他当前的表现。他试图将自己的情绪强压下去，但他失败了，情绪影响了他在客户面前的表现。

保罗对于如何控制情绪抱有错误的假设。他以为，在压力下保持冷静的最佳策略是**不去**感受。这是一种“咬紧牙关硬扛”的做法。他需要改变大脑调节情绪的方式，这样他才不会在压力下崩溃。既然他想通过多做销售、少敲代码的方式来发展壮大自己的业务，那么培养新的脑回路就尤为重要了。

边缘系统

人类的情绪是杂乱无章的，涉及许多大脑区域。情绪体验关系到一个叫作**边缘系统**的大型大脑网络，其中包括杏仁核、海马体、扣带回、眶额皮质和脑岛等大脑区域（见下图），它们以各种各样的方式连接在一起。

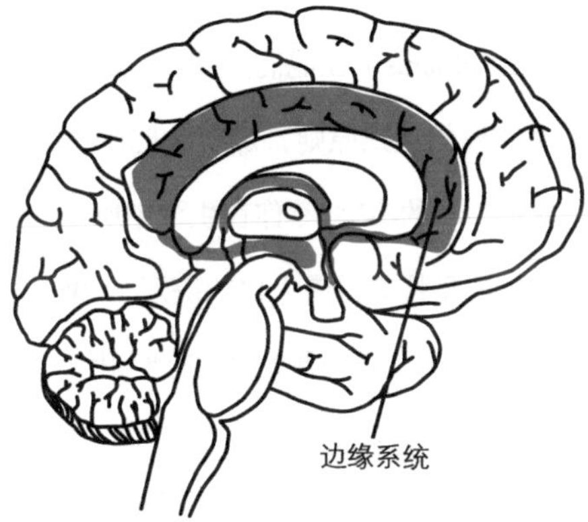

边缘系统追踪你与想法、物件、人物和事件的情感关系。它每时每刻都在决定你对世界的感受，并且经常在不知不觉中驱动着你的行为。如果边缘系统受损，你的大脑将处于很糟糕的状态，尽管还能勉强维持基本功能。如果没有边缘系统，基底神经节仍可以发动正确的运动神经元组合让你下床。可一旦下了床，你就会愣在原地。在这个世界上，每时每刻都有无限的选择，你没有足够的时间或精力去用逻辑处理所有可能的选项，然后决定下一步该做什么。要不要吃早餐，早餐吃什么，在哪里吃早餐，还是应该再睡一会儿？是回到床上睡觉，还是去沙发上或者桌子上睡觉？这些时时刻刻要做出的决定不仅仅涉及理性的思维过程。微妙的选择是根据价值判断做出的。做出这些价值判断，比如判断早餐麦片是好是坏，是边缘系统的主要功能之一。

接近还是远离

埃维安·戈登博士（Dr. Evian Gordon）开发了世界上最大的大脑数据库之一。戈登有一双慧眼，能在大量研究中找出模式。他和利·威廉姆斯（Lea Williams）在他们的**整合模型**中提出过一个核心观点，即大脑有一个首要的组织原则，那就是把你的周遭世界划分为会伤害你或者会帮助你生存的事物。“你在生活中所做的一切，都基于你的大脑将危险最小化或是将奖赏最大化的决定，”戈登解释说，“‘将危险最小化，将奖赏最大化’，这就是大脑的首要组织原则。”

边缘系统扫描进入大脑的数据流，进而告诉你应该以什么方式对什么东西多加注意。边缘系统的工作就是告诉你，灌木丛上的那些红色浆果是有毒的还是美味的。好奇、快乐和满足等情绪属于“接近”反应。反之，焦虑、悲伤和恐惧则属于“远离”反应。

大脑检测到的可能危及你生命的威胁，称为**主要威胁**。主要威胁包括真实的威胁，比如在树林中看到一只熊，感到饥饿、炎热、口渴，或者甚至仅仅是在照片中看到愤怒的面孔。大脑发现的对生存有益的事物，称为**主要奖赏**，你会从中体验到一种奖励感。主要奖赏包括食物、金钱和性，或者甚至仅仅是一张熟悉的面孔。

边缘系统不断做出**接近**或**远离**的决定——接近奖赏或远离威胁。这些决定是在你能意识到它们之前的半秒钟自动做出的，不过大多数时候你根本意识不到它们。一项研究发现，即使无意义的词语，大脑也会判断它是积极的还是消极的，它根据音素或词语的声音单位是否令人愉悦来进行判断。

当你体验到情绪时，你的边缘系统会被自动唤醒，这个过程涉及多个大脑区域，其中比较有趣的两个区域是海马体和杏仁核。海马体是一块很大的大脑区域，它关系到陈述性记忆，即那些可以被有意识地体验的记忆。这种记忆由数十亿复杂的、遍布整个大脑的神经图谱网络构成。海马体负责组织和索引这些图谱。海马体不仅仅会记住事件，还会记住与事件相关的感受。你对某件事的感受越强烈，你就越容易回想起这件事（除了一些带有极强烈情绪的事件，由于某些复杂的原因，这些事件无法被记起）。如果你能回忆起你最喜欢的高中老师的面孔，你也会回忆起你对她的感受。这些感受会与记忆一起浮现出来，因为它们属于同一个神经网络。

海马体是神经网络的重要组成部分，它能记住某样东西是威胁还是奖赏，也能将新的经历与以前的记忆联系起来。当吉尔让保罗回想起小时候的校长时，保罗体验到的就是这种类型的边缘反应。

杏仁核是一个杏仁状的区域，位于负责嗅觉的区域之上。虽然杏仁核通常被认为是大脑的“情绪中心”，但它其实只是边缘系统网络的一部分。它与海马体以及其他边缘区域一起工作。杏仁核出名的原因之一在于它有个有趣的怪癖：它的唤醒程度往往与情绪反应的强度成正比。它就像大脑的情绪温度计。你可以在功能性磁共振成像在研究中清楚地看到这种唤醒。“接近”反应和“远离”反应都可以唤醒杏仁核，但是，正如你将看到的，这两种类型的情绪会以不同的方式唤醒边缘系统。

慢步向前，快步后退

乔纳森·海特在《象与骑象人：幸福的假设》一书中写道，当树丛里有哪怕一点点的沙沙声时，我们的祖先都会非常注意。在这个充满危险的世界里，只有那些高度警惕的人才得以生存下来。用探针刺激杏仁核时（虽然我不建议你在家里尝试），你会感受到的大多数情绪属于“远离”情绪，比如焦虑。当然，这种焦虑可能是当你脑袋上扎着探针时的正常反应，但目前普遍认为杏仁核有着像伍迪·艾伦一样的性格：紧张不安、容易受惊、颠三倒四。

比起快乐，边缘系统更容易感到焦虑。除此以外，比起探测到奖赏，在探测到威胁时，边缘系统会有更强烈的反应。由威胁引发的唤醒来得更快，持续得更久，也更难以平复。就算是最强烈的“接近”情绪（性欲）也不太可能让你拔腿就跑，但恐惧可以在瞬间做到这一点（只要把一只塑料蜘蛛放在别人的手上，你就可以观察到这一点）。比起“远离”情绪，“接近”情绪更微弱，更容易被取代，也更难建立。这也解释了为什么**向下螺旋**（消极情绪产生更多消极情绪）比**向上螺旋**（积极情绪产生更多积极情绪）更为常见。人们总是慢步向前，快步后退。

问题、敏感问题、精灵、危险地带和恶魔

边缘系统在很多情况下会被唤醒，本书会陆续讲解其中的一些情况。在这个场景中，保罗的边缘系统被唤醒了，因为它觉得眼前的情况跟以前遇到过的某个困境很相似，有点像你走在一条曾经有熊出没的路上。对于保罗来说，紧张的交付日期就是那只熊，它曾经咬过他，或者至少是咬过他的钱包。

每个人都有一系列独特的“敏感问题”，它们会触发边缘系统的唤醒。几百年来，心理学家和哲学家一直在讨论这些触发器，并为它们赋予了多种名字，包括无意识、模式、精灵、恶魔和议题，但我称它们为“危险地带”。“危险地带”是被你的边缘系统储存并标记①为危险的经验模式。当某个产生“危险地带”的原始经验模式（或与之类似的经验模式）再次出现时，就会触发危险反应，其程度与场景的危险程度成正比。

当边缘系统被真实的或想象中的危险（或罕见的巨大奖赏）过度唤醒时，它会以几种方式显著地削弱大脑功能。你经常意识不到此时自己的大脑功能被削弱了，甚至还会产生虚假的自信心。例如，当你感到恐惧时，升高的肾上腺素可能会让你保持专注，你因此对自己的决定更有信心。但其实，此时你做出最佳决策的能力已经降低了。

---

① 标记：使用象征性词语描述情绪状态的过程。这个过程可以抑制边缘系统的活跃程度，同时提高前额皮质的活跃程度。

过度唤醒的影响

被过度唤醒的边缘系统会减少前额皮质功能的可用资源。在边缘系统没有被唤醒的情况下，你可能在 1 秒钟内回忆起一位同事的名字。而当边缘系统被唤醒时，你可能需要 5 秒钟，甚至可能过了 1 小时都想不起他的名字。前额皮质的所有功能都受此影响，包括理解、决定、记忆和抑制。随着完成工作所需要的葡萄糖和氧气的减少，有意识的思维过程所需要的前额皮质复杂图谱无法正常发挥功能，让原本就有限的大脑功能更为捉襟见肘。

非常低水平的边缘系统唤醒就能影响前额皮质功能。一项研究让两组学生完成相同的纸上迷宫，迷宫正中间的起点处画着一只老鼠。一组学生的迷宫终点放着一张奶酪图片作为奖赏，另一组学生的迷宫终点则放了一张猫头鹰图片。然后，两组学生进行了创造力测试。朝向奶酪努力的那组学生比另一组多解出约一半的题目。还有一些研究表明，仅仅是在句末看到的表情符号（微笑脸或者皱眉脸），就能影响前额皮质的表现。边缘系统很容易就能被唤醒，并进而显著地影响大脑发挥功能。

保罗的麻烦在他去开会之前就开始了。到达午餐地点时，他已经经历了强烈的情绪波动，并且没有做任何事情来舒缓情绪。当他回忆起之前那个失败的项目时，他的认知功能变得更糟糕了，这导致他忘记了客户在第一次沟通中就提到过的一个重点，即交付时间是关键，而他还错误地向客户要求更多时间。然后，他又想不起来自己之前做过类似的项目，而这本可以挽救他的表现。很可惜，直到回家后跟乔希谈话时他才想起来。

当大脑没有足够的资源进行有意识的处理时，它就会变得更为“无意识”，要么调用根深蒂固的功能，要么就听取“前排观众”的想法，比如近期发生的事件。本质上，大脑只是在资源极度有限的情况下尽力发挥功能，所以它使用了低耗能工具。对保罗来说，使用低耗能工具让他按照来时的路线开车回家，因为这个想法位于舞台前方，触手可及。在他已经很疲惫的情况下，这条路线是错误的选择。此外，他还忘了把手机打开。

边缘系统过度唤醒所带来的另一个问题是，你的“导演”似乎不见了。活跃的“导演”可以让你感知到更多的信息，并做出更好的决策。在压力之下做出正确决策尤为重要。但是，当边缘系统被唤醒时，想找到“导演”就变得非常困难。开会时如果你突然问一个人：“你为什么会这样想?”对方一般会先愣住，仔细思考一下才能答得上来。因为反思自己的思考过程需要大量的脑资源，就好像舞台上已经有四个演员在表演，此时再让另外四个演员上台观察并点评前者的表演。舞台空间本来就有限，边缘系统唤醒时舞台资源就更少了，因此反思自己的思考过程是件很困难的事情。没有了“导演”，保罗发现自己几乎无法甩掉那些他不想要的想法，比如关于之前客户的回忆。

边缘系统唤醒带来的第三个问题是，你更容易对事件做出消极反应。它让你看到事物消极的那一面，并且不愿意承担更多风险。边缘系统对生活中的危险非常敏感。当它被威胁唤醒时，它就会睁大眼睛寻找更多潜在威胁。当保罗的边缘系统唤醒程度越来越高时，他就更容易认为新项目无法完成。他对于项目的估计偏于保守，这虽然对项目管理有所帮助，但无益于他的推销。另外，在这种消极的状态下，保罗也很难巧妙地解决僵局，比如回答关于他们公司业务能力的尖锐问题。

过度唤醒的边缘系统削减了舞台空间，让你更为消极，这已经够糟的了。但更糟糕的是，唤醒的边缘系统让大脑更容易产生无中生有的联系。在唤醒状态下，保罗觉得吉尔看起来就像那个他不喜欢的女校长。当杏仁核被唤醒时，它会曲解输入进来的数据，并进行"意外的联系"。这种曲解通过"泛化"而产生。如果你近期看到过一条蛇，你的大脑就会警惕所有看起来像蛇的东西，包括任何长条形的物体。这是因为杏仁核以低分辨率的方式储存记忆，它只保存少量的数据。就像电子邮箱发送一张指甲盖大小的照片会比发送一张大照片更快一样，在低分辨率下工作使得杏仁核可以在几毫秒内对潜在威胁做出反应。在你面临危险时，这是一个很有用的功能。既然看到了一条蛇，那么说不定周围还有更多蛇，所以最好对任何看起来像蛇的东西都保持警惕。然而，杏仁核对威胁性记忆的粗略保存也增加了出错的可能性。

当你焦虑时，还有一个原因会使你产生"意外的联系"。大脑处理信息的过程中存在一个名为"注意瞬脱"（attentional blink）的缺陷，它是你识别出不同刺激物所需要的时间差。大多数人的注意瞬脱超过半秒钟，也就是说，大脑需要半秒钟的时间才能转而思考新的东西。但当边缘系统唤醒时，你常常会听到几个词，然后注意力就转向了你内心的声音，这会让你无暇顾及别人接着对你说的话。克雷格·哈斯德博士（Dr. Craig Hassed）教授医学院学生进行正念训练，因为他发现，正念不仅能减少压力，而且练习正念的医生能做出更好的决定。“当各种事情向我们迎面袭来时，我们真的会视而不见。”哈斯德博士解释道。当感到焦虑时，你不仅会对刺激物视而不见，还会对别人说的话产生误解，因为你的注意力都跑到内心世界去了。

以下是过度唤醒带给你的最后一击。当你长期处于过度唤醒的状态下，你的非稳态负荷（allostatic load）会增加。这意味着你血液中的皮质醇和肾上腺素等标志物水平长期偏高。你会持续体验到威胁感，对新威胁也会更敏感。研究表明，较高的非稳态负荷可以杀死现有的神经元，并阻止海马体生成新神经元，而新神经元对形成记忆很重要。显然，调节情绪的能力并不是“值得拥有的好技能”，而是成功的必要条件。这不仅关系到工作，还关系到你生活的方方面面。

幸运的是，有一些经过神经科学测试和验证的大脑小技巧可以逆转甚至消除唤醒带来的影响。你可以让一些原本会过度唤醒你的场景不再对你具有这样的影响力。有几种方法可以最大程度地减少唤醒，它们都需要“导演”以某种方式介入演出。

时间就是关键

斯坦福大学心理学副教授詹姆斯·格罗斯（James Gross）是情绪调节研究领域的前沿人物。格罗斯开发了一个情绪模型，用于区分出情绪产生前和产生后的情况。他解释说，在情绪产生之前，人们可以在以下几个方面做出选择：**情境选择**、**情境修正**和**注意力部署**。

如果保罗知道自己如此不擅长向客户推销，他可以选择不做这项工作，而是聘请别人来完成这项任务。这就是工作中的情境选择。一旦你进入某种情境，你可以在一定程度上修正它，这就是情境修正。比如保罗选择做推销，但确保自己做好充足的准备。即使你已经身处某个情境，你也可以决定把你的注意力放在何处，这就是注意力部署。比如保罗决定做推销，并为此做好了准备。他仍然感到焦虑，但他可以选择不去关注这种焦虑。这种方法类似于你避免让自己分心的方法，也就是我在本书前面介绍过的否决权。

以上这些选择只在情绪产生之前才能发挥作用。一旦情绪产生了，你只有以下三个选择。第一个选择是释放情绪。如果你感到很沮丧，那就像孩子一样哭泣。当然，在许多社交和工作场合，这种方式不太行得通。

第二个选择是压抑情绪。这需要你压抑自己的感受，不让别人看出来你的情绪。保罗在会议初期就试图压抑情绪。他因为把之前那个项目搞砸了而对自己感到生气，所以他试图掩盖这种情绪。

第三个策略涉及认知上的改变。“当你身处糟糕的境地，即使处在相对较晚的阶段，你仍然可以用不同的眼光来看待它。”格罗斯解释道。这种策略有两个实施办法。第一个是标记法，也就是把你在这种情境下所产生的情绪贴上一个标记。第二个是重新评估，也就是改变你对某个事件的诠释。我们将在下一章中探讨“重新评估”，在这里我们先介绍“标记法”。

格罗斯设立了一个实验，让参与测试的人观看能够引发情绪的视频，视频内容我现在还不能告诉你。然后，他让被试尝试不同的情绪调节技巧，并评估这些技巧对被试者情绪状态的影响。评估手段既有自我评定，也有对生理变化指标的测量，比如皮质醇水平和血压。在这项实验中，有几个出乎意料的重要发现。格罗斯发现，压抑负面情绪体验是做不到的。虽然那些人以为自己表面上看起来很好，但他们内在的边缘系统唤醒程度并没有降低，甚至在有些人身上还增加了。哥伦比亚大学的凯文·奥克斯纳（Kevin Ochsner）用功能性磁共振成像技术重复了这一实验，并得到了相同的结果。试着不去感受是行不通的，在某些情况下还会适得其反。保罗在会议中就遇到了这个问题，当他试图压抑对自己的不良感受时，他反而更焦虑了。

此外，格罗斯还发现，当人们试图抑制情绪表达时，他们对事件的记忆会受损，仿佛他们的注意力被有意转移到了别的地方，有点像边看电视边听别人说话的效果。保罗就是因为这一点而跟不上谈话，不得不请求吉尔再说一遍她的问题。试图压制情绪表达需要占用大量的认知资源，这就使得留给当下情况的资源变少了。

在被试尝试不同的情绪调节方法时，格罗斯让一名观察者坐在他们的对面。他发现当有人压抑负面情绪的表达时，观察者的血压会上升。观察者期待看到对方表达情绪，但什么也没有发生。这种现象很奇怪，它意味着，压抑情绪真的会让他人感到不舒服。“压抑情绪的行为有点像二手烟，它会对别人产生切实的影响。”格罗斯说。很遗憾，保罗原本希望客户能感到轻松自如，但由于不知道如何调节情绪，他反而让他们感到不舒服了。

压抑情绪有很多负面效果，而释放情绪又往往做不到。你可以尝试用情境选择的方法来远离会让你情绪激动的事件，但这可能也有一些弊端，比如变得不爱出门。选择把自己的注意力放在某处的方法是有用的，但当情绪产生后，你就没有足够的大脑资源来做到这件事了。所以，你需要做的不仅仅是摆平某种情绪，而是做出某种**认知上的改变**。

为状态命名

当你的边缘系统被唤醒时，前额皮质可用的资源就会减少。反过来也是一样的，提高前额皮质的唤醒程度可以降低边缘系统的唤醒程度。它们就像跷跷板的两端。要实现这种转换，你需要找到合适的词来标记某种情绪感受。这个技巧被叫作“象征性标记法”（symbolic labeling）。

加州大学洛杉矶分校的神经科学副教授马修·利伯曼（Matthew Lieberman）是社会认知神经科学领域的另一位奠基人，同时也是研究边缘系统与前额皮质功能之间联系的顶尖专家。他对于标记法的研究有一些突破性成果。在 2005 年的一项重要研究中，利伯曼和他的同事请 30 名参与实验的被试观察印有愤怒、恐惧和快乐面孔的照片。在实验的前半段时间里，被试们试图将这些照片与其他具有类似表情的照片相配对。在后半段时间里，他们试图将照片与一个正确标记面孔表情的单词相配对。

功能性磁共振成像扫描显示，当被试用词语标记面部表情时，他们的杏仁核活跃程度较低。有趣的是，在这种情况下，大脑中被激活的区域是右腹外侧前额皮质，而它是大脑各类阻止与抑制过程的核心区域。“当你进行标记时，这个区域就启动了，”利伯曼解释说，“同时，边缘系统内各区的活跃程度会相应地降低，包括杏仁核、扣带回和脑岛。”就像利伯曼的标记法实验中显示的那样，即使你没有在有意识地抑制自己的行为，右腹外侧前额皮质也会变得活跃起来。在实验中被试所做的仅仅是用词语描述他人的面部表情。

另一项关于标记法的研究揭示出人性中有趣而古怪的一面。实验要求被试预测，谈论自己的情绪会让他们感觉更好还是更糟。绝大多数人以为，用词语标记自己的情绪会带来更强烈的情绪唤醒。令人惊讶的是，即使实验结果已经证明标记情绪的行为会让情绪减弱，人们仍然预测这么做会使情绪变得更糟。正是因为人们错误地以为说出自己的感受会让感受变得更糟，所以很多人，尤其是商界人士，不谈论自己的感受。这是一个例证，证明人们会对人性抱有错误的假设，并在错误假设的基础上形成不良习惯。不过，我们不该对人们太过苛刻。诸多研究表明，谈论情绪体验确实会让隐藏的情绪重新浮现出来。所以，关键在于你怎样谈论它。为了降低唤醒，你只需用几个词来描述某种情绪，而且最好使用象征性的语言，比如间接的隐喻、度量指标或者经历简化。这么做会激活前额皮质，从而降低边缘系统的唤醒。简单来说就是，用一两个词来描述一种情绪，这会有助于降低情绪的强烈程度。不过，开启一场有关情绪感受的对话，往往会提高情绪的强烈程度。

卡内基梅隆大学的神经科学家戴维·克雷斯韦尔（David Creswell）也研究情绪调节。他重复了利伯曼的标记实验，不过这次他首先使用了“正念注意觉知量表”来测量每位被试的正念程度。“我们发现，正念程度较高的人，他们的杏仁核活跃程度较低——事实上，他们的杏仁核完全是在休息。”克雷斯韦尔说。他还发现，在更为正念的人的大脑中，参与抑制过程的区域更多。“被激活的大脑区域不仅有右腹外侧前额皮质，还有内侧前额皮质、右背外侧前额皮质、左腹外侧前额皮质（在左太阳穴下方），以及其他参与其中的区域。”克雷斯韦尔说。

在压力下保持沉着冷静是当今许多工作的基本要求，对于担任领导职务的人来说更是如此。琼·菲奥雷（ Joan Fiore）曾给微软公司高管做培训，她说：“我试着想象这些人不得不做每日的那些工作时是什么样的感受，这让我很震惊。”大多数成功的高管练就了一种能力，就是在边缘系统高度活跃的状态下仍然可以保持冷静。这部分归功于他们标记情绪状态的能力。他们就像经验丰富的司机，当感觉车要打滑时，他们会用一个词来标记自己的恐惧体验。在打滑的过程中，他会立刻想起这个词，并以此降低自己的恐慌情绪。有压力并不一定是坏事，关键在于你如何应对它。成功人士学会了利用高压，并将其转化为良性压力，从而增强前额皮质的功能表现。除了为状态命名的方法以外，他们还会用到一些其他的技巧，我在接下来的章节中会一一介绍。那些在压力下取得成功的人学会了在边缘系统高度唤醒的状态下仍然保持头脑冷静，因此他们仍然可以清晰地思考。经过长时间的练习，这种能力会成为一种自动的资源，让大脑以更好的方式处理情绪。让我们来看看，当保罗能够更好地调节情绪时，他会在推销过程中做出什么样的改变。

重演：戏剧性脱轨

现在是中午12点45分，保罗将菜单递回给服务员。

“那么，你觉得你们能够按时交付吗？”年龄较长的经理米格尔注视着保罗并问道。

保罗停下来想了想，回应道：“这时间要求可真紧迫。”他脑海中闪现出以前的一个项目，因为客户很着急而出了差错。当他注意到自己在因为这个念头走神时，立刻就阻止它登上大脑舞台，并把注意力拉回到眼前的客户和他们的面部表情上。保罗有一个强有力的大脑舞台导演，这使他能够实时观察自己的思维过程。他知道，哪怕只用一瞬间来回想这个曾经遭遇过的问题，都可能产生失控的情绪，而专注于感官信息则可以让他重新掌控叙事回路。

有了更多的注意力以供支配，保罗发现自己的一部分想要回答说：“我做不到。”但同时他又很想得到这个项目，因为这将使他的业务量翻倍。然而，他不知道如何才能在8周内完成软件设计和安装，他想让客户给他24周。保罗花了一点点时间后退一步，观察自己的思维过程和情绪状态，并发现他可以用一个词来标记眼前的情况——他感到“压力”。这个调动“导演”、标记体验的行为降低了边缘系统的唤醒程度。所有这些发生在不到1秒钟的时间里。

由于保罗的前额皮质功能有充足的资源可以调用，他想起客户提供的项目简介中提到过一个印度的开发团队。保罗意识到，这意味着有其他供应商能够承诺在 8 周以内完成项目。他得权衡两个选项，于是他把两组演员放到大脑舞台上，看看自己倾向于哪一组。一组演员是放弃这个项目，另一组则是现在就答应下来，之后再想办法。他想象并比较了两种选项可能带来的结果。保罗现在并没有过分紧张，所以他保持着积极的心态。于是，就在他说完上一句话的两秒钟后，保罗脱口而出："……但我认为我可以做到。"

另一位客户吉尔露出了疑惑的表情，但这并没有影响到保罗。他猜测吉尔内心在笑话什么，但不是在笑他。她那完美的指甲和盘成髻的头发让保罗想起了小时候的校长，但他对这段记忆一笑置之，让这个想法自行消逝。

"你对这类项目有经验吗？"吉尔问道。保罗注意到自己产生了防御的情绪，但通过平静地接纳并标记这种防御情绪，他很快使它平息了下来。他能感觉到在脑海深处有一个想法正在酝酿成形，并且他知道需要冷静下来才能让这个想法浮现出来。忽然间，他想起了自己最近做过的一个大项目。

"您看，这个项目的规模并不比我之前完成的一个项目大多少，"保罗一边回答一边放慢了呼吸，"两年前我做过一个东部地区的收费公路项目，我为那个项目开发和安装的软件每天要处理两万辆汽车的信用卡付款。我们在预算内按时交付了项目成果。你们的网上商店每天有多少笔交易呢？"

“跟这个数目差不多，”米格尔回答道，“但不同的是，我们的项目涉及 100 多家门店，而不是仅仅一家店。”

“这不是问题。”保罗毫不迟疑地回答，彰显出他的信心。他的身体稍稍向前倾，说道：“您看，把 500 个地点的数据集中到一起是很简单的技术，谁都可以做到。但关键在于细节，也就是要让软件在每个门店里都准确运行。我的公司不大，但优势在于以前做过类似的项目，所以可以避免犯那些第一次尝试做这类项目的新手会犯的错误。另外，由于公司规模小，我还可以跟你们密切合作。如果你们乐意的话，我甚至可以每天来你们的办公室汇报进度。”保罗注意到吉尔记录下了他所说的这点。

会议结束时，保罗不确定结果会如何，但他对自己的表现很满意。他知道自己累了，所以选择沿着主干道开车回家，这样他就不用费神思考路线了。无须费力思索的驾驶旅程正是他的大脑舞台此刻所需要的，他可以借此恢复精力。几分钟后，他想起他的手机还关着。他打开手机，正好接到乔希的电话，提醒他早点回家。回到家后，保罗和乔希一起打了 15 分钟棒球，这更有助于保罗提神醒脑。然后保罗回到办公桌前，继续研究如果赢得这个项目的话，他该如何交付。

认识大脑

- 大脑的首要组织原则是将危险最小化（“远离”反应），并将奖赏最大化（“接近”反应）。
- 边缘系统可以被轻易地唤醒。
- “远离”反应比“接近”反应更强烈、更快速，并且持续更久。

- “远离”反应会减少认知资源，让你更难以反思自己的思考过程，你的防御情绪会更强烈，还会把某些情境误认为威胁。
- 情绪一旦产生，尝试去压抑它要么没用，要么会使情绪更糟糕。
- 尝试压抑情绪会显著损害你对该事件的记忆。
- 压抑情绪的行为会让周围人感到不舒服。
- 人们错误地以为标记情绪会让他们的感受变得更糟。
- 标记情绪可以降低边缘系统的唤醒程度。
- 要降低边缘系统的唤醒程度，需要使用象征性的词语来标记情绪，而不是长篇大论。

脑力善用

- 让“导演”观察你的情绪状态。
- 留心那些会增强边缘系统唤醒的事物，尽量在唤醒前就把这些事物解决。
- 多加练习，让自己能越来越早地觉察到情绪的出现。
- 当你注意到某种强烈的情绪就要产生了，试着在它掌控你之前就把注意力转移到其他刺激物上去。
- 在情绪产生后，练习用词语标记情绪状态，以降低情绪的强度。

场景八：
被不确定感淹没

现在是下午 1 点，埃米莉刚刚和运营经理里克以及财务经理卡尔一起吃完午饭。关于假期计划的寒暄一结束，埃米莉就要开始介绍她关于新会议的计划了。升职以前，她面对的是一份事先制定好的预算，只需要执行一系列明确规定好的步骤就行了，包括联系赞助商、组织会议发言和安排营销活动。在新职位上，她则需要制定预算，并监督手下执行会务工作。她的工作目标是设计三个实实在在的会议，提供与其平行的数字体验，并为它们制定并控制预算。她还需要向公司里的其他领导"推销"这些新的会议项目。这正是这次午餐会的目的。

埃米莉展示了她的第一个宏大计划：一场关于可持续发展的会议。她想要聚集商业领袖，共同讨论在经济挑战、气候变化和全球化背景下如何提高公司的长期发展能力。尽管她对这个会议话题充满热情，但仍然担心它无法通过批准，因为有很多不确定因素："外面的商业世界是否接受这个想法？向与会者收取多高的费用？让谁在会议上发言？选择团队中的哪位员工作为会议的执行经理？"长久以来，埃米莉习惯自己处理会议的所有细节，她对于把执行工作交给别人感到很忐忑：其他人能做得跟她一样好吗？

女性往往更善于标记自己的情绪。埃米莉知道自己感到焦虑，但仅靠标记法无法让她的边缘系统平静下来。她的焦虑还是超过了有益的限度。里克和卡尔在潜意识中感受到了她的焦虑，这促使他们的边缘系统进入警戒模式。他们开始质疑埃米莉的设想。结果就是，她的边缘系统开始超速运转。她对于他们为什么质疑她感到不确定："难道他们不相信我的判断力？是因为我是女性吗？"她觉得自己所做的选择受到了挑战，并且责怪自己没有掌控好自己的工作。她回想起在之前的岗位上，自己只需要拿着别人已经制定好的预算，管好自己的一亩三分地就行了。

接下来两个会议项目的展示也不太顺利。埃米莉感到很挫败，她努力尝试标记这种感受，然后把它抛到一边，但这个办法似乎不够管用。散会后，她开始怀疑，与这些烦恼比起来，这次晋升是否值得。

埃米莉此刻遇到的挑战与保罗在上一个场景中遇到的不一样。他们都需要推销自己的想法，这是任何工作中最有压力的部分之一。埃米莉更习惯于推销，所以比起保罗，她的边缘系统对这项任务的基线唤醒水平更低一些。在保罗的职业生涯中，他的大部分时间是在计算机屏幕前面度过的。从他的情况来看，边缘系统被过度唤醒是因为过去的情绪在当下浮现了出来。埃米莉的边缘系统则是被她对未来的焦虑唤醒的。

大脑渴望确定感。对未来的不确定感和失控感都会让边缘系统产生强烈的反应。在午餐会上，埃米莉同时经历了这两种威胁。要想在新职位上取得成功，她需要改变大脑的运作方式，来识别和处理仅靠标记法无法处理的强烈情绪。

唯一可以确定的就是会有更多不确定性

你可以把大脑看作一台预测机器，其中有大量的神经元致力于预测每时每刻将会发生什么。杰夫·霍金斯（Jeff Hawkins）是Palm Pilot掌上计算机的发明者，最近还创立了一家神经科学研究所。他在《人工智能的未来》一书中阐释了大脑对预测未来的钟爱。他写道："你的大脑从外界接收模式，将其存储为记忆，并通过结合以前见过的事情和现在正在发生的事情进行预测……预测不仅是大脑的工作之一，而且是新皮质的主要功能和智能的基础。"

你不只是听到声音，还会预测自己接下来会听到什么；你不只是看到事物，还会预测自己每时每刻应该看到什么。曾经有一封很火的电子邮件，里面的每个英文单词都只有首字母和尾字母是正确的，中间全是错误的字母，但大多数人仍然能读懂这封邮件的内容。大脑很擅长识别相近的模式，并对事物的含义做出最佳猜测。所有的感官都会参与到这个预测过程中。这就是为什么你在嘈杂的酒吧里仍能听清别人在对你说什么。即便在过于吵闹的环境里，我们仍能"听见"。

不过，这种预测能力不仅仅涉及你的五种感官。《信念的力量：新生物学给我们的启示》的作者布鲁斯·利普顿博士（Dr. Bruce Lipton）说："在任何时刻，你都可以有意识地注意到约四十种环境线索，而你的潜意识可以注意到超过两百万种线索。这些数量巨大的线索可以用于预测。大脑喜欢通过识别外界模式来弄清正在发生什么。它喜欢有把握的感觉。"

当对确定感的渴望得到满足时，人会有一种得到奖赏的感觉，就跟上瘾一样。但你通常不会察觉到低水平的奖赏，比如，在走路时成功预测你的脚会在哪里落地（除非你的脚没有在预测的地方落地，而这相当于不确定性）。当你聆听有重复旋律的音乐时，预测成功的愉快感会更加明显。预测，以及在预测之后获取符合预测的数据，会让人产生“接近”反应。这也是纸牌、数独、纵横字谜等游戏令人愉快的部分原因。它们让你以安全的方式在这个世界中获得一些确定感，体验到一些快感。有时候我把智能手机称为“多巴胺传递装置”，因为它们能够在任何主题上快速地为你创造确定感，包括天气、交通、你的股票组合和世界局势等。知道自己可以在几秒钟内获得关于任何事物的确定感，让我们更加地感到确定了。各行各业都在致力于解决更广泛的不确定性问题：从商店门口的算命先生，到据说可以预测股票走势、让投资者赚得盆满钵满的神秘“黑匣子”，都是如此。会计和咨询工作的一部分就是通过战略规划和“预测未来”来帮助企业高管体验到更多的确定感，并以此赚钱。虽然 2008 年的全球金融危机再次表明，未来在本质上是不确定的，但有一点是确定的，那就是人们总是会花很多钱来让自己少**感到**一些不确定性。这是因为对大脑来说，不确定感就像是对生命的威胁。

当你无法预测一件事的结果时，大脑就会发出警报，让你多加注意。此时，就产生了“远离”反应。2005 年的一项研究发现，哪怕情况只有一点点不明朗，杏仁核就会被唤醒。想象你和某个人通过几次电话，但是从未见过他，也没看到过他的照片。这让你对他有轻微的不确定感。然而，即使是这种微弱的不确定感也会改变你与他的互动：留心一下，一旦你知道那个人长什么样，你与他的互动方式就会有多么大的不同。不确定性让你无法拼凑出一幅关于事件的完整图像，因为总是缺失了一些部分，所以你觉得没有面对完整图像时那么舒服。

想一想，当埃米莉不知道自己有关可持续发展的会议提案能否通过时，她所体验到的不确定感。大脑喜欢设想和描绘未来的样子，不仅是接下来的每分每秒，还有更长远的未来。埃米莉的大脑试图描绘出两种不同的未来：一种是提案通过了，另一种是提案被否决了。这两幅想象图谱都很庞大，在脑海中同时掂量它们几乎是不可能的，因为它们用到了相似的神经网络。埃米莉在两幅巨大的想象图谱之间摇摆不定，这本身就是个令人筋疲力尽的过程。此外，不确定自己的提案能否通过，让埃米莉的决策队列卡住了。只有这一点明确了，她的大脑才能更容易地做出接下来的一系列决策。

对埃米莉来说，不确定能否成功推销自己的会议理念，不确定会议的举办地点和时间，不确定会议将由谁来负责……这些不确定感都让她无法发挥出最佳状态。她的同事们也注意到了。她需要更强的情绪调节技巧来应对自己的不确定感。然而，在介绍这些技巧之前，让我们先来探讨一下导致情况变得更糟的另一个因素。

自主感与掌控感

除了不确定感带来的焦虑以外，埃米莉的压力还来自于认识到自己对工作的控制变弱了。相比起自己负责会务工作，她现在不得不多次寻求多人的认可，还得放手让其他人来完成她以前的任务。虽然她的职位更高了，但她对工作的自主感，也就是能够自行做决定的感受，却下降了。

自主感和确定感很相似，两者是相互联系的。当控制感降低时，你体验到的是缺乏“能动力”，即无力对事情的结果产生影响。你会产生一种无法决定未来、无法预测每时每刻会发生什么的感觉。当然，这种感觉会带来更强的不确定感。然而，确定感和自主感似乎也是相互独立的。你可以因为缺乏确定感而倍感压力，但仍然拥有很强的自主感。比如保罗，他虽然是自由职业者，但是在完成交易之前无法预测自己的收入。又比如，尽管你可以从一份铁饭碗中获得很多确定感，但你那事必躬亲的老板可能不会允许你自行做决定，从而导致你的自主感低下。智能手机上的优秀应用程序能同时做到这两点。也就是说，它让你尽可能轻易地获取信息（这带给你确定感），同时让你尽可能轻松地做出简单的选择（这带给你自主感）。例如，当打开 Waze 或其他导航类应用程序时，你既可以看到实时的交通状况，还能选择接下来走哪条路线。

自主感是带来奖赏或威胁的一大驱动力。美国科罗拉多大学波德分校的史蒂夫·梅尔（Steve Maier）说，生物体对某个应激源的掌控程度决定了该应激源是否会改变生物体的机能。他的研究结果表明，只有不可掌控的应激源才会危害身心。那些让人感到无法逃脱和无法掌控的压力是毁灭性的；而面对同等程度的压力，当人们感觉自己可以逃脱的时候，这种压力所产生的破坏性会小很多。

美国北卡罗来纳大学威明顿分校的心理学教授史蒂文·德沃金（Steven Dworkin）研究毒品影响老鼠的方式。在一项研究中，一只老鼠通过按压杠杆直接给自己喂食可卡因。它最后因为饥饿和缺觉而死亡。另一只老鼠被同步喂食与第一只老鼠相同剂量的可卡因，只是它无法掌控喂食的过程。令人惊讶的是，第二只老鼠死亡得更快。两者的区别就在于掌控感（或者说这是科学家的想法，老鼠自己没怎么发言）。玩笑归玩笑，科学家还利用电击和其他种类的应激源做过这类研究，甚至在人类身上做过（当然没到致死的程度）。科学家一次又一次地发现，对应激源的掌控感会改变应激源所产生的影响。

另外，一项针对英国公务员的研究发现，级别低且不吸烟的员工比高管有更多的健康问题。这有点反直觉，因为众所周知，高管们承受的压力很大。看来，相对于饮食和其他因素，“有所选择”的感觉对健康更重要。选择以某种方式承受压力，要比无从选择或无法掌控地承受压力带来的压力感更小。

一些研究表明，“保持工作与生活的平衡”是很多人选择创业的主要原因。然而，相比起在公司里当员工，小企业主的工作时间往往更长，获得的报酬也更少。那么，区别在哪里？在于你拥有更多的自主选择权，至少感觉上是这样。另一项针对养老院老人的研究发现，当给予实验组的老人三个关于其居住环境的额外选择时，该组老人的死亡数是对照组的一半。对照组的老人们生活在同一家养老院的不同楼层上。那三项选择的内容本身并不重要，比如选择不同的植物或者不同类型的娱乐活动。现在，关于自主感对健康的影响，已经有了长期的全球性研究。一项研究表明，心理上的富足（比如拥有自主感）比经济上的富足更能让人有幸福感。另一项研究发现，自主感较强的员工对工作的满意度较高，整体上的压力感也较低。

美国耶鲁大学医学院的埃米·安斯坦研究边缘系统唤醒对前额皮质功能的影响。在我于耶鲁大学实验室对她进行的采访中，她总结了掌控感对大脑的重要性："只有当我们感到失控时，前额皮质功能才会丧失。而判断我们是否对情况有所掌控的正是前额皮质本身。即使拥有掌控感只是我们的错觉，我们的认知功能也不会丧失。"拥有掌控感是一种主要的行为驱动力。事实上，我们在一项又一项的研究中看到，是否拥有掌控感有时真的是一个生死攸关的问题。

做出选择

自主感的另一种体现形式是能够自行做出选择。当你感到自己有选择的余地时，带来压力的事情会让你觉得更在掌控之中。当你发现自己在某种情况下有选择的余地时，那么自主性和不确定性带给你的威胁感会降低。当埃米莉因为不确定自己的提案能否通过而感到压力时，可以通过回想自己在这件事上的选择权来缓解压力，比如她可以选择更改会议时间，而且是她自己选择在今天向大家展示想法的。即使是最微弱的选择感似乎也会影响边缘系统的唤醒。想象一下，你的老板告诉你，你得为团队招募一个新员工。你对此感到沮丧，因为此事会占用太多时间，而你对此别无选择。但如果停下来想一想招募新员工的积极面（比如降低你的长期工作量），你的边缘系统就会转向

“接近”反应。在“接近”状态下，仔细思考自己的处境会变得容易得多。

你很容易就能在孩子身上测试这种“选择感很重要”的观点，因为孩子经常会对没有选择的情况进行反抗。当孩子不愿意上床睡觉时，你可以通过让她做选择来减少其抵触情绪。比如，她可以选择让你给她在床上读书还是讲故事。这个选择权可以产生很大的效果。对大脑来说，“感到”能做选择是很重要的。对青少年行为的研究表明，孩子在青少年时期变得“叛逆”在生物学上并不是必然发生的，因为在一些文化环境中并没有出现这种现象。一项针对西方文化背景中青少年的研究发现，这些青少年拥有的选择比监狱中的重刑犯还要少。这值得我们深思。

想办法做选择，无论是多么微小的选择，似乎都会对大脑产生明显的影响，并把你的“远离”反应转变为“接近”反应。这可能听起来很奇怪，但要知道，把一个物体推开与把同一个物体拉近的行为也会让大脑产生这种变化。情绪状态有时非常容易改变，换个词甚至换个字就能产生巨大的差别。

如果我在拥堵的路上开车，并且任由自己因为被耽误而烦躁不安，那么在这种大脑状态下，小小的挫折感（比如忘带一份文件）就会被放大。我的导演可能会在某刻开始启动（比如当我照照镜子，发现自己看起来多么暴躁时）。这时，我可能会决定摆脱这种挫折感，让自己在开车过程中放松下来，因为我知道自己在那天晚些时候还打算写作，如果我因为脾气暴躁而筋疲力尽，那就写不了了。我决定对自己的情绪状态负起责任，而不是把自己当作周围环境的受害者。从做出这个决定开始，我就能更多地接收周围的信息，还能想到更多让自己开心起来的办法，比如给朋友打个电话。这就是寻找选择并做出选择的一个例证，它能够转变我在那个时刻感受的内容与方式。

很多人都论述过“承担责任”在生活中的重要性。**责任**意味着做出应对的能力[①]。通过做出积极的选择产生“接近”反应，可以提高你灵活应对输入信息的能力。这个概念对于优化工作表现很重要，因为在工作中有许多事情会过度唤醒边缘系统。这种“有意识地选择以另一种视角看待情况”的做法称“重新评估法”。埃米莉在午餐会上缺少的正是这一环。

重新评估法为阴霾带来曙光

认知性重新评估法（简称重新评估法）是一种调节情绪的认知改变策略。一系列研究表明，重新评估法总体上比标记法更能调节情绪，因此可以用来缓解强烈情绪带来的影响。

重新评估法还有其他的名称，比如重构框架或重新语境化。有关重新评估法的箴言也多种多样，比如“化腐朽为神奇”，以及“塞翁失马，焉知非福”。美国哥伦比亚大学的凯文·奥克斯纳（Kevin Ochsner）研究重新评估法背后的神经科学原理，他的研究部分建立在詹姆斯·格罗斯（James Gross）的心理学研究基础之上。“心理学文献

---

① 在英语中，表示“责任”的单词 responsibility 可被看作是由 respond（应对）和 ability（能力）变形后组成的。——编者注

中有一个著名的发现，”奥克斯纳说，“截瘫患者在六个月之后能变得和中彩票的人一样快乐。这意味着即使在最糟糕的境遇里，人们也能想办法找到积极的一面。你永远可以做的一件事就是控制自己对境遇内涵的诠释，这就是重新评估法的本质。”

奥克斯纳做过一个关于重新评估法的实验。首先，被试看了一张有人在教堂外哭泣的照片，这自然地使他们感到悲伤。然后，实验者要求被试想象这是一张婚礼的照片，照片中的人其实是喜极而泣。那一刻，被试改变了对场景的评估，他们的情绪反应也发生了变化。奥克斯纳则在一旁使用功能性磁共振成像（fMRI）技术捕捉他们的大脑活动。奥克斯纳解释说：“归根到底，我们的情绪反应源自我们对这个世界的评估。如果我们能够改变这些评估，我们的情绪反应就会随之改变。”虽然大多数重新评估往往朝着更乐观积极的方向转变，但也有人会以更消极的方式进行重新评估，使自己的感受变得更为糟糕。埃米莉在午餐会时就这样做了，她把同事的问题解读为他们在质疑她的判断力。要记得，被感知到的危险会带来巨大的冲击。所以哪怕是朝错误方向进行一次微小的重新评估，也会产生相当大的影响。

奥克斯纳的研究发现，当人们以积极的方式进行重新评估时，左右腹外侧前额皮质的活跃度都有所提高，而边缘系统的活跃度则会相应降低。这与利伯曼发现当人们标记情绪时所发生的情形很相似。这说明人们可以有意识地控制边缘系统，但不是通过压抑感受，而是通过在最初改变创造情绪的诠释方式。不过，标记法和重新评估法有一点不同：虽然人们错误地以为标记法会增加唤醒，但他们正确地预料到了重新评估法可以减少唤醒。

应用广泛的重新评估法

根据观察，我认为重新评估法主要有四种类型。一种类型就是“婚礼 / 葬礼”图片实验中发生的情况。你发现一个威胁性事件其实不是威胁。我们经常做出这类重新评估，通常连自己都意识不到。例如，当我在机场寻找登机口时，我会因为担心错过航班而感到焦虑；而一旦找到登机口，还看到了登机口前排着队，我的焦虑感就会降低。一旦判断自己不在危险之中，心里的石头落了地，我就感觉好多了。这就是第一种类型的重新评估，它涉及我们对于事件的**重新诠释**（reinterpreting）。

我想起了高空走钢丝艺人菲利普·珀蒂（Philippe Petit），他曾在20世纪70年代走过纽约世贸中心双子塔之间的钢丝。他想出了一个办法来克服对这一高度的恐惧。他乘坐一架直升机飞得比双子塔还高，然后打开舱门适应高度。他让大脑觉得，既然比双子塔高出300多米的地方是安全的，那么几天后要走的钢丝绳也是安全的。双子塔之间的钢丝绳感觉上没有那么高了！这种类型的重新评估法就是在改变对事件的原始情绪反应。

第二种类型的重新评估法是许多有效的情绪调节技巧和心理治疗技术的核心。它被称为**正常化**（normalizing），是一种用途广泛的技巧。打个比方，假设你刚刚入职新工作，连去哪里拿文具或倒咖啡这类简单的事情都还让你晕头转向。一切都是新的，新就意味着不确定，不确定就意味着边缘系统的唤醒、舞台空间的缩减。但同时，身处新环境让你需要使用大量的舞台空间。在舞台演员过度劳累的情况下，为了降低不确定性带来的唤醒而进行标记或重新评估都变得更为困难。这样一来，尝试做任何新的事情都会引发向下螺旋。这也是改变如此艰难的原因之一：以不同的方式做事可能会让人感到难以承受，从而带来向下螺旋。

如果埃米莉知道在刚进入新职位的前几周感到不知所措是“正常”的，那么她的不确定感就会减少一些。能够解释自己的经历可以减少不确定感、提高心理掌控感。“变化管理”领域的基础就建立在正常化技巧的力量上，通过描述变化过程中将会出现的情绪阶段，如否认或愤怒，来帮助人们减少威胁反应。当你将一种情况正常化时，无论是面对新工作感到的压力，还是抚养青少年带来的挑战，你都是在使用第二种类型的重新评估法。

第三种类型的重新评估法更复杂一些，但本质上是对信息的**重新排序**。大脑按照嵌套型层级结构来保存信息，所有信息的位置都与其他信息相关联。这有点像组织结构图：你大脑中每张图谱的上下左右都连接着其他图谱。例如，埃米莉将“家庭”图谱放置在比“工作”图谱更重要的位置上。此外，她也将“单干”放在比“合作”更重要的位置上。

新职位挑战了埃米莉的价值排序。她想举办关于可持续发展的会议，但要这么做，她就得更多地与他人合作。不过，她偏爱独自工作。她不得不有所让步。如果重新审视自己对眼前情况所赋予的价值，埃米莉可能可以找到“与他人合作”的积极面，并提高这种工作方式在她心目中的价值。这种重新评估会使埃米莉大脑中大量的神经元重新排列成新的层级，而这又会牵扯到大量其他的神经元。这种认知改变往往会释放大量能量，也许是重组规模巨大的关系。对价值体系进行重新排序会改变大脑保存信息的层级结构，从而也将改变大脑与世界的互动方式。

最后一种类型的重新评估法可能是最难做到的一种，但有时可能是最有效的一种。它跟重新排序很相似，但需要用到更多的舞台空间。就像我们在场景六里谈到过的，人的思维方式很容易就会僵化。导致人际冲突的最常见原因之一，就是某个人固执己见，无法从对方的角度看待世界。当你采纳别人的视角时，你看待问题的背景就改变了。埃米莉在开会时本可以做到这一点。当她从同事的角度看待自己时，会发现同事们对她还不太了解，而不是断定他们不信任自己。你可以把这种类型的重新评估法看作**重新定位**（repositioning），因为你在试着从一个新的位置看待事物。这个位置既可以是另一个人的角度，也可以是另一个国家或另一种文化的角度，甚至可以是另一个时间点的你自己的角度。

这四种类型的重新评估——重新诠释、正常化、重新排序和重新定位——都是人们一直在使用的技巧。一旦对重新评估法背后的生物学原理有了更深入的了解，你就能更容易地调用更丰富的图谱，更频繁、快速地进行重新评估，从而显著提高你在压力下保持冷静的能力。

重新评估：调节情绪的“撒手锏”

在第一幕中，我介绍了“倒U形曲线顶端”的概念，即做决定和解决问题的最佳唤醒水平。这是一种平静的警觉，在这种状态下，你能够同时在几个层面上进行思考。如果舞台上还有足够的空间让导演时不时地加入来观察你的思考过程，你的思维方式会有更大的提高。

好吧，以上是没人能达到的“完美状态”。实际工作中包含着各种复杂、不确定、混乱的任务。如果一个人不能很好地调节情绪，那他在大多数工作中最多只能坚持一小时。虽然大多数人有合理的情绪调节能力，但他们的唤醒程度仍然超过了最优表现所需要的理想唤醒程度。当唤醒程度过高时，导演踪迹难觅。没有了导演，就很容易走神，不相关的演员就可以轻易跳上舞台、接管表演。即使是程度很轻的过度唤醒也会导致你在简单的工作上磨蹭太久，或者错过重要的见解。在这个时代，我们被智能手机上的潜在威胁性信息狂轰滥炸：不管是新闻资讯，还是在朋友圈里与亲戚的社交冲突，抑或不断进入邮箱的工作邮件。我们始终保持“在线”，把所有闲暇时间用来查看手机，这让我们的大脑更加嘈杂。当潜在威胁出现时，我们的大脑可能早已处于被威胁状态了。永远“在线”让我们更容易进入向下螺旋。

这种情况是可以避免的。随着你对自己的大脑有更多了解，就有可能在几乎任何情况下保持冷静，包括在对未来的不确定感和高科技带来的持续信息冲击引发边缘系统过度唤醒时（当然，你可能也需要更多地关机，这是“情境修正”的做法）。正是重新评估法赋予了你这种能力。

当我问凯文·奥克斯纳他的重新评估法研究对他自己的思想产生了什么影响时，他说：“如果从根本上来说，我们的情绪反应源自我们对于世界的诠释或评估，并且我们有能力改变这些评估，那么我们就应该尝试这么做。不这么做，从某种程度上来说，是不负责任的行为。”

让我们从埃米莉的情况出发，讨论一下重新评估法对在工作中取得成功的重要性。她不确定同事们是否会接受她的可持续发展会议理念，这种不确定感让她焦虑不安、表现不佳。回顾一下格罗斯的情绪调节技巧清单会发现，埃米莉可以尝试情境选择，也就是派别人去推销她的会议理念。当然，这么做可能不太会获得大家的好感。她可以尝试情境修正，比如在阳光灿烂的花园里开会，但她在那里可能仍然会感到焦虑。她可以试着转移注意力，尽量不去关注自己的焦虑感，但她大脑中的唤醒可能过于强烈了，以至于她做不到这一点。她也可以尝试发泄情绪，但你可以想象场面会有多糟糕。她还可以尝试压抑自己的情绪，但可能会因此感到更焦虑，她的同事也会感到焦虑。对埃米莉来说，最好的选择来自于认知上的改变。标记情绪的做法似乎还不够，留给她的方法只有重新评估了。

埃米莉注意到，自己感到焦虑是因为要把会议理念推销给同事。为了重新评估，她可以选择不再向他们推销了，而是直接向他们请求帮助。她也可以决定把同事们看作为她查漏补缺的人，有了他们的参与，她向 CEO 汇报工作时就可以面面俱到了。如果埃米莉改变自己对于这件事的诠释，那么午餐会的结果很有可能会随之改变，继而能让她举办一场差点就开不成的重要会议。也许奥克斯纳是对的：有些时候，不进行重新评估是不负责任的行为。

针对重新评估法的研究表明，重新评估法是一种能让你受益匪浅的技巧，而且几乎没有弊端。格罗斯在实验室以外针对数百个普通人做了另一项研究。他根据这些人是倾向于重新评估还是用压抑来处理情绪，对他们进行了分组。然后，他比较了这两组人的各项测试结果，包括乐观情绪、环境掌控、积极的人际关系和生活满意度。在每一个维度上，那些更经常进行重新评估的人都明显胜过了压抑情绪的人。

格罗斯还发现，男性比女性更经常压抑情绪。也许男性普遍认为，主动改变自己对于世界的主观诠释是“不够男人”的表现，因此他们更倾向于“打落牙齿和血吞”。

“大量研究表明，老年人比年轻人更擅长调节情绪。”格罗斯说。青少年发泄情绪的能力是他们最奇妙也最吓人的特质之一。随着年龄增长，他们是把压抑情绪还是把重新评估作为自己的主要情绪调节手段将显著影响其未来是否幸福。

格罗斯带着科学家的纯粹与淡定说：“看起来，重新评估法能够相当有效地缓解负面情绪体验及其生理表现。”这么说太含蓄了。在我看来，重新评估是人生成功必不可少的重要技能之一，另一个技能则是对自身心理过程的觉察能力。当我问到格罗斯对重新评估在教育体系和更广泛社会中的作用有什么看法时，他更直白了一些：“我认为应该尽早教授并且经常巩固这项知识，它就像喝水一样重要。”

尽管重新评估法听起来好像能带来世界和平、消除饥饿问题，但这种技巧也隐含着一些具有挑战性的哲学问题。2007年，当我向一家癌症研究机构的医生们介绍关于重新评估法的研究时，一位资深科学家对我提出了质疑："你是想说，工作上的成功基于你虚假诠释世界的能力，而不是直面现实的能力?"在回答这个问题之前，我不得不停下来反思了好一会儿。研究表明，带着轻微乐观色彩看待生活的人确实过得最快乐，而快乐的人在许多类型的工作中表现得更好。所以对于这位医生的问题，简单来说，答案是肯定的（当然，对这个答案可能产生过度解读）。对于一个讲究逻辑、基于事实的科学家来说，这个答案可能很难接受。要使用重新评估法，需要具备认知上的灵活性，要有从多个角度看问题的能力。富有创造性的人往往更擅长这些。对于科研人员来说，从不同角度创造性地看待事物不仅不合逻辑，还可能有点怪异，因此这种理念会带给他们不确定感。

然而，我们也可以从另一个角度看待这个问题。如果你愿意的话，让我们来一次重新评估。想一想神经科学家沃尔特·弗里曼（Walter Freeman）所说的这句话："大脑所知道的一切都源于大脑本身。"如果你意识到，你对世界的所有诠释都是大脑所做出的诠释，也就是你所做出的诠释，那么这就意味着，你在任何时刻都可以自己选择使用哪种诠释。

重新评估法也有缺点，这部分解释了为什么它不是每个人的首选工具。进行重新评估需要消耗很多能量。这不是件容易的事，尤其是当你的舞台空间已经满了，或者你的演员已经很疲惫了的时候。要进行重新评估，你必须先抑制当前的思考方式，这就需要使用大量资源。

然后你得想出几种替代的思考方式，每一种都是复杂的图谱。接下来，你还得把这些替代思考方式在脑海中保留足够长的时间，以便从中做出选择。然后，你必须选出一个对事件最有意义的替代性诠释，并专注于它。所有这些步骤都需要一个强大的导演。如果你无法在需要的时候充分调用自己的认知能力，那么只有在得到充分休息时，你进行重新评估的能力才会恢复。

进行重新评估非常费力，所以和别人一起重新评估往往更容易些。辅导、指导、职业发展咨询或各类心理疗法中的许多技术旨在帮助你改变对事件的诠释。你对自己身上的一些问题视而不见，但别人能看到。这就像你拥有了一个额外的前额皮质。

还有一种方法可以让你更容易地进行重新评估——多多练习。你练习得越勤快，用起来就越轻松，因为前额皮质和边缘系统之间会建立起更粗壮的神经网络。咨询师就能帮助人们练习重新评估。面对生活中的磕磕碰碰，乐观主义者可能已经形成了自动的积极重新评估体系，在过度唤醒开始发作前就抑制了它。他们总是看向生活中光明的一面，不给纠缠不清的疑虑任何占上风的机会。

幽默可能也算是重新评估的方式之一。我认识一位已经退休的CEO，他叫约翰·凯斯（John Case）。当公司会议上的气氛紧张起来时，他会说："我跟你们说过吗？我刚刚在汽车保险上捡了个大便宜！"这句出其不意的话让员工开怀大笑，并且把他们的严肃视角转变为欢乐视角，把"远离"反应转变为"接近"反应。你可能已经注意到了，当笑着面对紧张局面时，你会更容易看到其他出路。有了幽默，你就可以省去重新评估过程中耗费大量认知资源的那一步——试图从很多种不同的角度思考，然后选出一个囊括你所有目标的最佳角度——只需要选择那个让你发笑的角度就好了！从这个方面来说，我喜欢把幽默看作一种高性价比的重新评估类型。

重新评估你的大脑

让我们更上一层楼。能力有限、错误百出、错失良机、疏忽大意、不良习惯，这些都会让你对自己感到恼火，进而加剧边缘系统的唤醒。当人们对自己感到恼火时，一个常见的下意识反应是试图压抑感受，把内心的挫败感抛到一边。但你现在知道压抑会对情绪产生什么样的影响了。

这就把我们带到了本书的一个关键理念上。随着你越来越了解自己的大脑，就会发现自己的许多弱点和问题其实是大脑的构造方式造成的。你没有办法一边思考复杂的工作难题，一边在家里溜达（我用被门夹到脚趾头的惨痛经历获得了这个教训）。这不是你的问题，而是大脑的问题。尝试做复杂的新事情时——比如在没有翻译的陪伴下独自在日本搭乘地铁——你的边缘系统会不可避免地被不确定感唤醒，而在这种状态下你肯定会犯错误（这也是我用迷路的经历获得的教训）。这也不是你的问题，而是大脑的问题。同样，你也不能指望大家在下午 4 点的会议上想出什么绝妙的点子来。这不是你或他们的问题，而是大脑的问题。

所以，当你下次苛责自己的时候，不妨说：“哦，那只是我大脑的问题。”这句话本身就是在重新评估。这种做法可能比试图发泄情绪或者压抑你对自身缺点的沮丧要好得多。就像用幽默进行重新评估一样，你能很轻松便捷地使用这个策略，而这在舞台资源紧缺时是很重要的。

掌握了这些内容以后，我们再来看看如果埃米莉觉察到自己的不确定感和失控感，并能够想办法用重新评估法降低唤醒的话，那么她的午餐会将进行得如何。

重演：被不确定感淹没

现在是下午 1 点，大家刚吃完午饭。

埃米莉开始展示她的第一个宏大计划：一场关于可持续发展的会议。她想要聚集商业领袖，共同讨论在气候变化和全球化背景下如何提高公司的长期发展能力。尽管她对这个会议话题充满热情，但仍然担心它无法通过批准，因为有很多不确定因素：“外面的商业世界是否接受这个想法？向与会者收取多高的费用？让谁在会议上发言？选择团队中的哪位员工作为会议的执行经理？”长久以来，埃米莉习惯自己处理会议的所有细节，她对于把执行工作交给别人感到很忐忑：其他人能做得跟她一样好吗？

埃米莉觉察到，所有这些不确定感正让她变得焦虑起来。觉察本身就是在标记她的情绪，这对她有一些帮助。接下来她试图拒绝关注自己的焦虑感，但这似乎并不能改变她的状态。她必须找到另一种方式来看待眼前的情况。思考片刻后，她想出了几种看待这次会议的不同方式，并从中选定了一个：这是一个了解新上司的机会，可以观察一下将来如何能够更好地与他们合作。她重新诠释了自己的处境，这种重新评估的做法舒缓了她的边缘系统。

当听到里克和卡尔对她的设想提出质疑时，埃米莉差点就要采取防卫反应了，但多亏当前的冷静状态，她决定否决掉自己的防卫冲动。埃米莉重新评估了眼前的情况，这一次，她试着从里克和卡尔的角度看待自己，这是一种重新定位。她可以从这个角度看到，各上级经理在批准重大投资项目之前肯定会仔细审查，尤其是她这个新晋升者提出的预算。在她证明了自己的能力之后，他们就会对她放心了。考虑到这一点，埃米莉对他们的问题没有做出防御反应。几分钟之后，他们的问题就问完了。她很顺利地展示了三个会议理念，并对自己的表现感到满意。一小时的午餐会结束后，他们原则上同意召开可持续发展会议，并决定了会议的举办日期。埃米莉已经做好准备向她的团队展示这个想法，并且选择负责这个项目的人选了。

认识大脑

- 是否有确定感，对大脑来说是个主要奖励或者主要威胁。
- 是否有自主感或掌控感，对大脑来说是另一个主要奖励或者主要威胁。
- 因为缺乏确定感和自主感而产生的强烈情绪仅靠标记法可能无法调节。
- 重新评估法是调节强烈唤醒的有力策略。
- 经常进行重新评估的人生活得更快乐。

脑力善用

- 觉察由不确定感而产生的被威胁感，并且进行练习。
- 觉察由于自主性降低而产生的被威胁感，并且进行练习。
- 只要有可能，就要想办法创造选择权、感知自主性。
- 在感到强烈情绪快要来临时，尽早练习重新评估法。
- 你可以通过对事件进行重新诠释、对价值观进行重新排序、对经历进行正常化或对视角进行重新定位来进行重新评估。
- 重新评估自己的经历是调节内心压力的有力方式。当你为自己的心智表现感到焦虑时，试着说“这是我大脑的问题”。

场景九：
当期待失控时

现在是下午 3 点，保罗回到办公桌前，开始筹划签下新项目之后如何才能交付。他对客户承诺将在紧迫的期限内交付项目成果，并且向客户争取了两天时间来制订详细的项目计划，然后给出最终报价。自从四天前首次接洽这位客户以来，保罗就一直期待着算一算自己能从这个项目中赚多少钱。他期待能够大赚一笔，让自己度个假，并使公司业务再上一个台阶。自从保罗开始思索这笔意外之财起，他就保持着积极的心态，甚至一直在和埃米莉讨论今年能用这笔钱去哪里度假。他也很高兴自己把与客户开会的事情告诉了供应商们，因为他们近期没从他这里接到什么业务，这个消息似乎让他们很振奋。

保罗打开电子表格开始做项目预算。他写下了在保持竞争力的基础上能够收取的最高费用，然后计算总成本。经过几轮计算，他发现如果要在八周内交付项目软件，就得动用他手下的所有供应商。快算完时，他期待着翻到电子表格底端，看看会有多少利润。10 分钟后，保罗完成了成本计算，他向下滚动表格，结果看到利润是负数。刚开始他还不是很担心，觉得肯定是自己哪里算错了，于是他开始检查错误。

20 分钟后，保罗站在厨房水槽边，盯着水哗啦啦地从水龙头里流出来。他已经像这样呆呆地站了两分钟。

“爸爸，别的地方在闹旱灾呢，你知道吗？”乔希一边打开冰箱找吃的，一边冲保罗喊道。

“哦，是的。”保罗心不在焉地回答。

“我要去趟商店，家里没吃的了。给我点零花钱好吗？”乔希关上冰箱问道。

“不行，快去做你的作业。”保罗答道，“家里有很多食物，前两天刚花了不少钱买的。”

“爸爸，你怎么了？你平时不是很高兴让我出门吗？别故意找茬了。”

“听着！”保罗有点生气了，“按我说的做。我今天烦着呢。”

“但是，爸爸，我已经和朋友约好要一起出去了。”

“那就告诉他们，你爸是个讨厌鬼，他不让你去。”

“行吧。”乔希气冲冲地走回房间，狠狠关上了卧室门。

保罗回到办公桌前开始想办法。报价不能再高了，所以他要么放弃这个项目，要么放弃合作的供应商，去寻找更便宜的交付渠道。但这两个选项都行不通。沮丧感席卷而来。很快，一些无关紧要的小事吸引了他的注意，这些都是该交给他助理做的事情：拆开信封、归档文件等。他想做点什么让自己打起精神来，于是他开始给供应商写电子邮件，想谈谈这个现在让人一筹莫展的项目。在写的过程中，一个微弱的信号从保罗的脑海深处冒了出来，警告他不应该发送这封邮件。保罗差点就觉察到了它，但是，就像在喧闹派对上响起的电话铃一样，这个信号太轻了，保罗最终没有注意到它。他按下了发送键。

过了一会儿，保罗收到了长期供应商内德的回信，他说保罗被金钱蒙蔽了双眼。保罗愤怒地回复了一封电子邮件作为反击。

半小时后，当保罗正在回复另一个愤怒的供应商时，米歇尔从学校回来了。她问保罗今天过得怎么样，于是保罗告诉了她自己今天的遭遇。米歇尔只比乔希大三岁，但似乎比乔希成熟十岁。

“爸爸，为什么不把软件编程的活儿外包给外国人呢？现在大家都这么做。”她建议道。

“亲爱的，谢谢你的建议，但我不知道该信任谁。另外，这样的话我还需要出趟国，已经没时间了。”

“也许还有别的办法。”米歇尔边说边向厨房走去。她找了些食材，给自己和保罗做了两份三明治。

他们走到后院一起吃三明治。保罗问米歇尔今天过得怎么样，米歇尔说自己的美术作业获得了比期待中更好的成绩。保罗对此很感兴趣，心想也许女儿在美术上有天赋。有那么一瞬间，他想象自己回到了学校，正在做科学课作业，心中满是对学习新知识的兴奋。一个想法突然出现在他的大脑舞台上：也许能找到一家为他这样的小型咨询公司提供软件编程服务的供应商。他回到办公桌前，开始上网搜索这类供应商。没过多久，他就找到了三家看上去可以信任的公司，并给他们发了电子邮件，其中一家很快就回复了。保罗感觉好多了，沮丧的迷雾开始散去，取而代之的是对好消息的朦胧期待。只不过，要是他刚才没搞得一团糟就好了。

在不到一小时的时间里，保罗就伤害了若干很重要的人际关系，包括与儿子的亲子关系和与长期供应商的合作关系。与乔希的关系今晚就能修复，但内德可能不会这么快就原谅他。事情本不必发展到这种地步。要是对大脑多一些理解，保罗就能洞察到离岸外包的办法，免遭这些罪了。保罗需要掌握在压力下保持冷静的新技巧。他也需要学会管理自己的期待，尤其是对积极奖赏的期待。

可以从期待中期待什么

在这一幕的前两个场景中，我们一直在讨论如何管理威胁反应，因为它比奖赏反应更常见、更猛烈。再说，谁需要学习如何处理因为一顿美餐或一次愉快的谈话而产生的情绪呢？然而，积极的情况有时也会让你出错。就像在打牌时，如果你拿到了一手好牌，就很容易因为觉得胜利在望而兴奋过度。这种胜券在握的兴奋感会高度唤醒你的边缘系统。尽管这种高度唤醒让人感到愉快，但其结果与消极唤醒很相似：大脑舞台的可用资源会减少，思路变得不清晰。这会使你掉进坑里，最终把事情搞砸，而这些坑是你在正常情况下很容易注意到的。不管是在牌桌上还是在生活中，这种错误的代价都可能十分昂贵。

保罗在这个场景中的情况就像是手中有了好牌，期待着赢钱。但他目前拥有的不是**真实**的积极奖赏，而是对奖赏的**期待**。对积极奖赏的期待对大脑有相当大的影响，它不仅会改变你处理信息的能力，还会改变你感知的内容和方式。期待对于在大脑中创造向上螺旋或向下螺旋起着核心作用。它既能让你的表现达到顶峰，也能把你拖向失望的深渊。在生活中保持恰当的期待可能是维系快乐和幸福感的秘诀。

营造恰当的期待对你的导演来说也是一个好机会，让他可以主动编写你的每日情绪剧本，而不是被动应付冒出来的种种挑战。

你所期待的就是你所体验的

期待是一种不同寻常的主观建构，因为它不是实际的奖赏，而是对潜在奖赏的感受。不管一份美味的浆果是出现在你的眼前还是出现在你的大脑舞台上，抑或只在你的期待之中，你脑中的“浆果”图谱都会被激活，奖赏回路也是如此。

积极的期待其实就是感到“有价值”的事件或物品正在向你靠近。对于大脑来说，“有价值”当然是指那些能够帮助你生存和繁衍的事物，像甜食这样的主要奖赏通常会被边缘系统标记为“有价值”的。你也可以根据自己的价值判断来为事物或体验创建图谱，比如可以把高档皮鞋标记为“有价值”的。就像《欲望都市》中的凯莉一样，仅仅从鞋店门口走过就能让她感到高兴。对保罗来说，他创建了一个由数十亿个相互连接的神经元组成的图谱，代表这个项目可能为他带来的利润。这个图谱越来越密实，因为他思索、关注，甚至谈论了它。毕竟，他已经开始和妻子筹划假期安排了。

另一个为有价值的事物自创图谱的例子就是“设定目标”。当设定目标时，你其实就认定了该目标的最终结果是有价值的。当思索这个目标或朝这个目标努力时，你对于奖赏的期待就会提高。朝着目标前进可以激活大脑中总体的“接近”状态。

你的大脑会自动被那些与你认为有价值的事物有关联的事

件、人物和信息所吸引。在名为“目标追求背后的神经科学”（*The Neuroscience of Goal Pursuit*）的论文中，埃利奥特·伯克曼（Elliot Berkman）和马修·利伯曼（Matthew Lieberman）解释道：“多项社会心理学实验研究表明，被试们会在完全没有意识到的情况下，追随目标线索并坚持达成目标。”这也是为什么我一旦决定要孩子，就会开始注意到身边到处都是婴儿车、儿童乐园和儿童菜单。科学家们已经在神经元层面对这个现象进行了研究。他们训练猴子，让它们期待看到某个特定的物体，比如红色的三角形。最终，猴子大脑中感知红色三角形的神经元在三角形出现**之前**就会亮起。“求则得之”这句话是具有神经科学依据的。

因为期待会改变感知，所以人们只会看到他们期待看到的东西，并对其他事物视而不见。当电子表格的计算结果不符合保罗的期待时，他就无视数据，转而认为是自己算错了。乔希认为家里没吃的了，因此没能注意到制作三明治的食材。米歇尔不抱有这样的期待，所以她在同一个冰箱里看到了乔希看不到的食物。

未满足的期待往往会产生威胁反应，我将在稍后深入阐释。因为大脑的天性就是逃避威胁，所以人们会努力地把事件诠释成满足自己期待的样子。把两个不相关的想法牵强附会地联系在一起，或者仅仅因为重要的数据可能推翻某套理论而把它扔在一边，种种情况太常见了。这有时会带来悲剧性的结果，从警察失手射杀他们以为携带着武器的人，到某个国家出于一些错误的假设入侵另一个国家。

一点儿也不疼

一些科学家认为，期待可以解释安慰剂效应。在唐·普赖斯博士（Dr. Don Price）的一项实验中，研究人员在三组肠易激综合征患者的直肠中对气球充气（患者们充分了解实验内容，但愿他们能得到丰厚的报酬）。实验人员让他们对疼痛程度评分，范围是从1到10。第一组患者在这个过程中没有使用药物，他们的疼痛程度由图9–1中的实线所示，平均分为5.5。

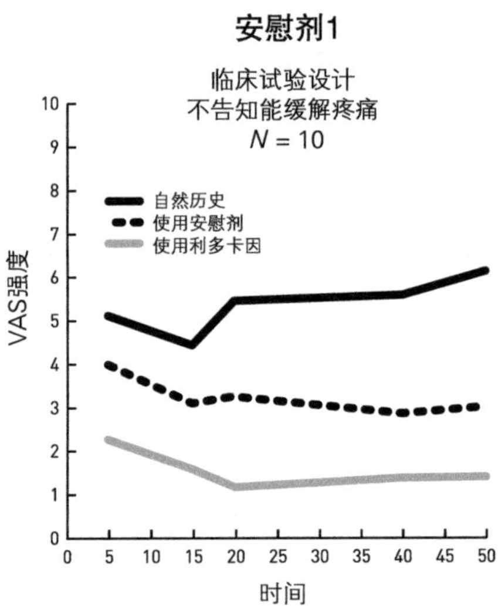

图9–1　第一组患者的疼痛程度

另一组患者使用了利多卡因，这是一种能消除大部分感觉的局部麻醉剂。这一组患者的疼痛平均分为2.5，由图9–1中最下方的灰线所示。第三组患者使用的是安慰剂，也就是简简单单的凡士林。实验人员告诉他们，他们获得的很可能是安慰剂。他们的评分由虚线表示，疼痛平均分为 3.5。即使人们被告知得到的可能是安慰剂，安慰剂仍然减轻了他们的疼痛感。普赖斯在其他患者身上重复了这个实验，但这一次，实验人员告诉安慰剂组，他们获得的是一种“能够为大多数人有力缓解疼痛的药物”。实验人员没有告诉他们使用的是安慰剂，但实验人员也没撒谎，因为安慰剂确实能帮一些人缓解疼痛。普赖斯所做的就是干扰人们的期待。在图 9–2 中，你可以看到这组人的疼痛评分甚至比使用了利多卡因的患者还低。

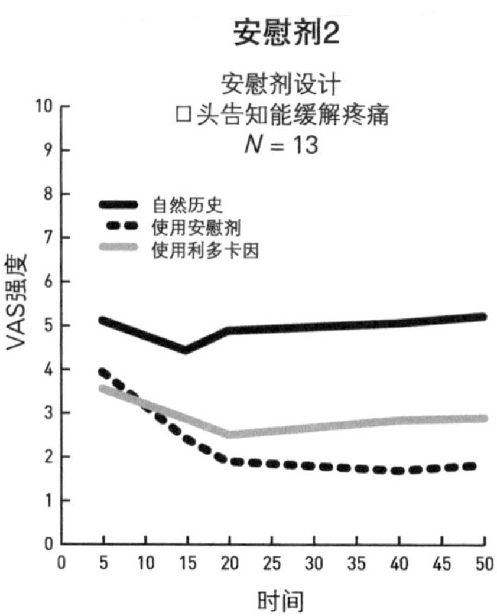

图 9–2　第三组患者的疼痛程度

科学家以很多种不同的方式重复了这类实验，我们一次又一次地看到，改变人们的期待可以显著改变他们的感知。佛罗里达大学疼痛研究专家罗伯特·科格希尔（Robert Coghill）教授设计了一个实验，实验人员用一块特定温度的加热板去烫被试的腿，让被试感到强烈疼痛。他干扰被试的期待，看看这会如何影响被试对疼痛的评分。“仅仅预期自己将受到48℃而非50℃的刺激，就让10个被试者对疼痛的评分下降了。”科格希尔说。在名为“The Subjective Experience of Pain: Where Expectations Become Reality”的论文中，科格希尔补充说：“积极的期待对于降低疼痛的作用可以与最低镇痛剂量的吗啡相媲美。”合理的期待与最有效的镇痛剂有着相当的效果。布鲁斯·利普顿博士在《信念的力量》一书中详细地探讨了这种现象。

科格希尔想知道安慰剂效应是否是自欺欺人。这只是一种“心理作用”还是大脑中产生的实实在在的变化？他研究了那些因为改变期待而疼痛减轻者的大脑扫描图。他发现，当人们预期中等强度的疼痛却体验到强烈的疼痛时，大脑通常对疼痛做出反应的区域改变了。“大量脑区的活跃程度显著降低了。”科格希尔说。不管是期待好事还是坏事，期待对大脑区域活跃程度的影响跟在“现实”中实际体验这些事所造成的影响是一样的。

期待过低时的神经化学水平

期待不仅影响你所感知到的数据，以及改变脑区的激活程度，而且对你的神经化学水平也有强烈的影响。英国剑桥大学的沃尔弗拉姆·舒尔茨（Wolfram Schultz）教授是这方面最杰出的研究专家之一。

舒尔茨研究了多巴胺和大脑奖赏回路之间的联系。多巴胺细胞位于大脑深处的中脑，与伏隔核中的神经元相连接，并在期待主要奖赏时释放多巴胺。舒尔茨发现，当环境中有线索表明你即将获得奖赏时，多巴胺就会相应地释放。意外的奖赏比预料中的奖赏刺激释放更多多巴胺。因此，一份惊喜奖金，即使数额很小，也会比预期中的加薪对大脑中的化学水平产生更大的积极影响。然而，如果你期待着奖赏，最终却没有得到它，那么多巴胺水平就会急剧下降。这种感受并不令人愉快，跟疼痛的感觉很相似。期待着加薪却落空会让人心情沮丧好几天。不过，我们对微小的期待落空习以为常：期望红灯快点变绿，但发现要等很长的时间，于是多巴胺水平下降，你感到沮丧；期待银行的服务速度快一些，却发现排了很长的队，于是你更沮丧了。在这些情况下，不仅多巴胺水平会下降，大脑还会产生“远离”反应，导致前额叶功能降低。你可能需要重新评估一下，也许可以对自己说：“这真是一个开通网银的好理由。”这样做，你会发现沮丧感消散了，取而代之的是“接近”反应。

多巴胺是欲望的神经递质。当你想要获得什么时，多巴胺水平就会上升，即使想做的只是像过马路这样简单的事情。(多巴胺在大多数动物身上也是奖赏反应的驱动力。我们终于知道小鸡想过马路的真正原因了：它渴望多巴胺爆发！）简而言之，多巴胺是“接近”状态的核心，让人变得开放、好奇和兴致勃勃。它甚至与身体动作紧密相关。由于失去了大部分多巴胺神经元，帕金森病患者很难自主做出身体动作。

大脑中每秒产生的连接数量也与多巴胺水平有关。吸食可卡因会急剧提高多巴胺水平，让每秒的连接数量随之增加。这时，吸食者会混乱地从一个想法跳到另一个想法。当多巴胺水平过低时，大脑中每秒的连接数量会下降。罗宾·威廉姆斯和罗伯特·德尼罗主演的电影《无语问苍天》讲述的就是一个病人在注射左旋多巴（一种多巴胺生产剂）后从昏迷到躁狂的过程。停用左旋多巴后，他又重新陷入了昏迷状态。

伏隔核中的多巴胺细胞与大脑的许多区域相连，包括前额皮质。正如我们在第一幕中了解到的那样，适当的多巴胺水平对于集中注意力至关重要。根据埃米·安斯坦的理论，要想在前额皮质“保持住”一个想法，需要有较高的多巴胺水平。积极的期待会提高大脑中的多巴胺水平，这使你更能集中精力。这符合直觉：教师都知道，当孩子对某个科目感兴趣时，他们的学习效果最佳。兴趣、欲望和积极的期待是同一种体验的相似变体，这种体验就是大脑中多巴胺水平的提高。

当保罗对于利润的期待没有得到满足时，他脑中的多巴胺水平急剧下降。突然间，他丧失了做任何重要事情的动力。他想做一些应该助理做的琐事。他的大脑每分钟处理的想法数量下降了，大脑整体的活跃程度也降低了。他的大脑总体上处于“远离”状态，这使他更加难以思考复杂的问题，比如外包软件编程任务。乔希也经历了类似的遭遇。他本来正期待着获得“见朋友”的奖赏，但是父亲阻挠了他的计划，他因此变得沮丧又愤怒。

保罗在多巴胺水平降低的状态下，仍然挣扎着想要思考自己的境况。这个项目看起来毫无希望。他开始进入向下螺旋，低多巴胺水平导致更低的多巴胺水平。直到对女儿的校园生活产生兴趣，保罗的多巴胺水平才回升至可以体验到“接近”反应的水平。然后，当获得了对外包的洞察时，他变得兴奋起来，并再次开始行动。意外的洞察提升了他的多巴胺水平。他新创建的每一个积极连接，比如找到潜在供应商，都增加了他对进一步奖赏的期待，并提高了他创建新连接的能力。保罗进入了一个向上螺旋。

在这个场景中，米歇尔也处于向上螺旋之中。她的情绪状态本来就很积极，当她发现自己的美术课成绩比期待的更好时，心情就更好了。这种向上螺旋使她能够对父亲面临的问题提出解决方案，而当时她父亲的眼里只有问题本身。她甚至比乔希在冰箱里看到了更多食材。

这种向上螺旋似乎能够部分上解释为什么人们在快乐时表现得更好。在这方面已经有了很多研究，比如美国北卡罗来纳大学的芭芭拉·弗雷德里克森（Barbara Frederickson）的研究表明，人在快乐时能够感知到更多数据、解决更多问题，并为采取行动想到更多新点子。期待、多巴胺和感知之间的联系也许能够解释为什么快乐的状态能带来更好的心智表现。也许，对于幸福的追寻其实就是对恰当多巴胺水平的追寻。从这个角度看，要拥有“幸福”生活，也许需要保持一定数量的新鲜事物，为意外惊喜创造机会，并相信事情总会慢慢变好。

拥有合理的期待

很显然，不管你的目标是永远幸福，还是仅仅提高工作表现，良好的期待管理都有助于营造恰当的多巴胺水平。在这里要明确的是，我并不赞成使用左旋多巴、可卡因或其他药物来诱发更高的多巴胺水平。管理期待的最好方法（没有任何副作用）首先是关注自己的期待，这意味着激活你的导演。管理期待也是一个让导演更加积极主动的好机会，让他设定好有助于表现的舞台布景，而不是等到事情出错才去补救。

不被满足的期待是需要避免的体验，因为它会激起强烈的威胁反应。“对于任意一项大脑功能来说，首要任务就是把威胁降到最低，”埃维安·戈登（Evian Gordon）说，“只有把威胁最小化，大脑才能专注于获取更多的潜在奖赏。”

有意识地调整期待能产生惊人的影响。假设你在乘坐国际航班时想要升舱。当你的期待值比较低时，即使没有成功升舱也没关系，要是真的升舱了你会特别高兴。如果你对可能升舱这件事兴奋不已，一旦没能成功升舱，你的整个飞行旅程将会糟糕透顶；即使真的升舱了，你也只会心平气和地接受，而不是兴高采烈。当退一步观察所有可能发生的结果时，你就会发现，在大多数情况下应该将自己对积极奖赏的期待降到最低。以平常心看待可能获得的成功，对成功是有益的。

除了保持低期待以外，另一个振奋情绪的方法是尤其关注那些你知道一定会得到满足的积极期待。我的一位同事最近说：“我喜欢期待即将到来的假期，它让我保持积极的心态，即使还要等上好几个月才放假。我知道这不太符合逻辑，但如果我把注意力放在这件事上，就能赶走无精打采的情绪。”选择关注那些会慢慢变好的事物，即使它们偶尔变坏，也有助于你保持良好的多巴胺水平。

优秀的运动员知道如何管理自己的期待。他们不会对可能获胜这件事过于兴奋，因为这会扰乱他们的注意力。即使担心会输，他们也会尽量不去关注这件事。就像标记法和重新评估法一样，不管以何种方式管理期待，都需要一个强有力的导演。当你能停下来觉察自己的心理状态时，就有了用不同方式思考的能力。优秀的运动员会觉察自己注意力的走向，并对其进行微妙的调整。他们的导演可能会注意到，心中的期待目前变得过高，于是选择稍微抑制一下，让大脑转而关注当下。要好好使用你的导演，首先必须能够找到它。最好的方式之一就是多关注自己的体验，包括观察你的期待如何改变了你的心理状态。

让我们来看看，如果保罗有个强大的导演，使他在充满挑战的场景中仍能管理好自己的期待，那么他会有怎样不同的表现。

重演：当期待失控时

现在是下午 3 点，保罗回到办公桌前，开始筹划如何交付这个新项目。他已经对客户承诺将在紧迫的期限内交付项目成果，并且向客户争取了两天时间来制订详细的项目计划。

他打开电子表格后，停下来思考了一下自己的心理状态。他觉得自己目前的状态不太适合做预算。不知道为什么，保罗脑海里有个微弱的信号告诉他，要先思考一下该采用何种方式来做预算。他决定去商店买点牛奶，这样就有时间先仔细想想了。在路上，他回忆起以前自己在快要大赚一笔时有多么兴奋，而这种兴奋又如何阻碍了清晰的思考。于是，他把对这个项目感到兴奋的冲动抛到一边，决定不再关注这个想法。他刚要给几个供应商打电话分享这个好消息，但转念一想，发觉这可能不是一个好主意：万一没法满足他们的期待呢？保罗的导演能够在错误的演员快要上台时及时将他们拉回来，这也是阻止它们的最佳时机。

保罗回到家打开电子表格，开始计算项目成本。他发现得让所有供应商加班加点才能完成项目，这样他们肯定会收取额外的费用，因为得在该项目上投入更多人力。保罗输入了所有数据，然后拉到表格底端看看利润是多少。结果是个负数。保罗知道这个数字会让自己感到沮丧，但他行使了否决权，不让自己过分关注这件事。他告诉自己这只是第一次尝试，也许还有别的办法，只是他还没想到而已。他起身去厨房拿零食吃，想着补充点葡萄糖可能会帮助自己产生新的想法，而且如果让自己的大脑安静下来，也许他的潜意识里会产生新的见解。

乔希也进来找东西吃，保罗利用这个机会跟乔希讲述了自己面临的问题，希望乔希能从另一个角度帮自己摆脱僵局。当听到自己对乔希描述的问题时，他突然来了灵感。一谈到做这个项目无法盈利，他的脑海中就突然冒出了一个见解。他的导演在他说这些话时觉察了自身的感受，他意识到这些话听起来很傻，因为总是会有办法的。把复杂的想法大声说出来可以让你更清晰地反思自己的想法。保罗想到，这是一个很好的机会，可以尝试将软件编程工作外包给人力更便宜的海外国家。在这种积极状态下，保罗对这个想法保持着开放的态度。尽管他对这个想法还不是很有把握，但并不抵制它。当你处于“接近”状态时，少量的不确定性无伤大雅。保罗在网上搜索到很多印度软件开发公司，并从一个候选对象那里得到了快速而积极的回应。这时候，乔希说他想去商店买点吃的。当保罗问他有没有做完作业时，惊喜地得知乔希已经把作业都做完了。

保罗愉快地给了乔希一些零花钱，看着他蹦蹦跳跳地出了门，开心地去见约好的朋友。

当米歇尔回到家后，他们聊起她在学校度过的成功的一天。保罗夸奖了米歇尔，这让她喜笑颜开。她提出为大家做晚饭，保罗说还是叫外卖吧，这样他们就有更多时间一起聊天了。今天真是美好的一天。

第二幕结语

到第二幕的尾声了，你已经学会了在压力下保持冷静的三种具体技巧。每项技巧都需要激活你的导演，把注意力集中在当下，这将扩展你大脑舞台上的空间。对于日常的情绪冲击，你可以标记情绪，这会提高确定感，并降低边缘系统的唤醒。对于较为强烈的情绪冲击，你可以使用重新评估法，通过改变对事件的诠释来提升确定感和自主感，这种方法也具有更强的边缘系统抑制作用。要降低未来的情绪唤起，你可以管理自己的期待：先意识到自己的期待，然后调整期待。如果你有一个优秀的导演，那么这些技巧的效果会得到提升；反过来，每次你运用这些技巧时，也是在强化导演的能力。当你能够熟练运用这三种技巧，或者说，当它们变成你大脑中随用随取的图谱时，你就能够在压力下保持冷静，即使在最困难的处境下也是一样。

认识大脑

- 期待是大脑对潜在奖赏或者威胁的一种关注。
- 期待会改变大脑感知到的数据。
- 人们经常把输入进来的数据调整成自己期待的样子，并忽略掉那些不符合期待的数据。
- 期待能改变大脑功能，适量的期待跟临床计量的吗啡效果相当。
- 期待会激活对思考和学习都极为重要的多巴胺回路。
- 满足意料之中的期待会小幅度提升多巴胺水平，从而产生微小的奖赏反应。
- 满足意料之外的期待会大幅度提升多巴胺水平，从而产生强烈的奖赏反应。
- 未被满足的期待会使多巴胺水平急剧下降，从而产生强烈的威胁反应。
- 期待会改变体验并影响多巴胺水平，从而引发大脑的向上螺旋或向下螺旋。
- 日常期待好事发生会带来健康的多巴胺水平，这也是感到幸福的神经化学信号。

脑力善用

- 随时随地练习觉察自己的期待。
- 练习把期待调低一些。
- 为了保持积极的心态，试着寻找不断超越自己期待的方式，哪怕是很小的超越。
- 当期待没能得到满足时，试着重新评估眼前的情况，要记得这只是大脑中的多巴胺水平被扰乱了而已。

第三幕
与他人协作

如今，很少有人在工作中单打独斗。不论做什么，与他人融洽合作的能力已经成为良好表现的核心。然而，有人的地方就有江湖，很多人从未能够掌握其中看似混乱的规则。

如果人们对大脑的基本需求有更多了解，那么人与人之间的矛盾就会减少。除了对食物、水、住所和确定感的需求以外，大脑还有“社交需求”。如果“社交需求”没有得到满足，大脑就会产生一种威胁感，而这很快就会演变成人际冲突。

在第三幕中，埃米莉会发现大脑非常需要社交连结，也会认识到给人以安全感的友谊多么重要。而保罗会发现公平感驱动着人们的很多行为，并学会如何在自己和合作伙伴身上控制这种感觉。埃米莉还会发现对地位感的需求比她想象中重要得多，并学会如何在不威胁到他人的情况下持续提高自己的地位感。

场景十：
化敌为友

现在是下午 2 点，埃米莉的可持续发展会议提案刚刚在午餐会上得到审批。她回到办公室，拿起电话按下了一个按钮，这个按钮存储着她事先编码好的常用会议号码，这让她及时加入了自己团队的电话会议。由于无须刻意在脑海中搜寻号码，埃米莉节省了注意力资源，这让她有时间关注当下、仔细思考，并激活她的导演。她意识到，与几个小时前相比，现在她需要耗费更长时间才能把一个想法带到舞台上。她尝试用一个词来描述自己目前的状态，她想到了“疲倦”。通过识别自己的状态，埃米莉平静了一些，不过仍然注意到内心中有一种难以摆脱的不适感，但她说不上来是什么感觉。这一连串想法就发生在她等待电话会议系统播放完录音信息的那几秒钟里。

当电话接通时，科林和利萨正在对话。可是埃米莉一加入，他们就突然结束了谈话，陷入一片令人尴尬的沉默。他们三个人之前是平级同事，经常为一个会议共同努力到深夜。埃米莉不知道该如何管理以前的伙伴们，她感觉越来越焦虑。她试着重新评估现在的处境，却无法集中精力。片刻之后，她今天上午刚聘用的乔安妮上线了，这进一步分散了她的注意力。

埃米莉试着通过专注于会议事项安排来整理思绪，于是她向大家提出了本次会议的议程：决定可持续发展会议的负责人，介绍新同事乔安妮，以及计划团队日后开例会的方式。她希望能让大家产生一种他们是一个“团队”的感觉，就像她以前在组织一群人举办会议时所感受到的团体意识一样。然而，大家分布在全国各地，很少有机会见面，而且每个人手头都有需要自己单独关注的会议。有一瞬间，埃米莉对在这个时候把新同事介绍进团队产生了隐隐的担忧，毕竟团体里已经弥漫着一股竞争氛围了。这个微弱的警告信号想要努力引起埃米莉的注意，但最终还是失败了。

“各位，我想向你们介绍一下乔安妮，她将接管我之前负责的那些会议。”埃米莉丝毫没有停顿地说道，“我选择她的原因是，她之前有成功举办其他大型会议的经验。”埃米莉好像听到利萨叹了口气，但她觉得自己可能听错了。

“很高兴认识大家。”乔安妮回应道。会议继续进行。埃米莉说她想挑选一个人来负责这次可持续发展会议项目，电话里的大家都沉默了下来。

“科林，”埃米莉说，“你和我一起工作的时间最长。你认为谁最适合负责这个项目?”科林和利萨的关系一直不怎么和睦，但接下来发生的一幕还是让埃米莉大吃一惊。“我认为利萨不适合负责这个新项目，”科林说，“毕竟她喜欢‘井井有条的系统’，而不是复杂任务。”他本想用打趣的方式说出这句话，但结果只有他一个人笑了。科林没有意识到利萨的边缘系统正在被迅速唤醒，他继续说道：“当然也不能让新同事负责这次会议，毕竟这是一场大型活动。”

“无意冒犯，”乔安妮打断了他，“但是科林，这个会议的规模跟我以前举办过的会议差不多。”

“科林，”利萨插嘴道，“你自己计算数字的能力可不算太好。”科林知道利萨指的是他之前亏损的那个会议项目。

“利萨，不要替我攻击科林。”乔安妮说，“我只是想说，我有举办大型活动的经验，所以别把我排除在外。”

埃米莉试图把大家的讨论拉回到会议主题上来，但看来是没希望了。抛开光鲜的外表，科林和利萨就像两只打成一团的猫。埃米莉决定提前结束会议，寄希望于私下一对一地解决问题。

埃米莉很失望，她不明白为什么大家会有这样的表现。她原本以为可以信任科林，但现在对他尤其恼火。“他不应该把新同事卷进如此负面的争论里，”埃米莉想，“难道他不知道现在找一个合适的新人有多难吗？”这种强烈的情绪体验在埃米莉的海马体和杏仁核里留下了深刻的记忆。以后再看到或想到科林时，她一定会记起这次电话会议。她无法再把科林当成朋友对待了。然后她想到了乔安妮，不知道她会不会因此而放弃这份工作。这种想法产生了很多不确定性，让埃米莉感觉更糟糕了。这真是艰难又混乱的半小时。

在如今的大多数工作中，想要取得成功必须具备良好的合作能力。对于那些围绕着逻辑系统（比如计算机或者工程技术）建立思维图谱的人来说，人际关系中所蕴含的混乱与不确定性可能会让他们手足无措。但成功的人际关系是有规则可循的，其中的一大原则是，社交对于人们每时每刻的存活来说非常重要。正如马修·利伯曼所说，“当大脑休息时，80% 的后台运行程序涉及思索你自己或者其他人”。

大脑的社交属性让埃米莉感到措手不及。她不知道边缘系统与社交环境有这么密切的联系，也不知道人们会这么容易误读别人的社交线索。当缺乏积极的社交线索时，人们很容易退回到更为常见的人际互动模式中去：不信任彼此。在这种大脑状态下，边缘系统被过度唤醒，一句玩笑被解读成蔑视，蔑视带来回击，而回击最终引发了战争。只要参与者还在记仇，就不会有富有成效、以目标为导向的思考过程，而人是可以记仇很久的。

埃米莉知道该如何成功举办会议，她能够管理预算、供应商、广告和系统。但就像古典音乐家学习爵士乐一样，埃米莉需要学习与他人成功合作的新技巧。在这个场景中，她需要学会化敌为友。

每个人都是社会性动物

假如你是一匹狼，那么你大脑的很大一部分将致力于直接从野外获取资源。你会有许多复杂图谱用于和大自然互动：嗅出远处猎物的图谱，在黑夜中回家的图谱，等等。但作为人类，你并非从野外获取资源，而是从其他人那里获取资源，尤其是在年幼的时候。所以，你的大部分大脑皮质跟社交有关。如果你在办公室，可以试着闭上眼睛描述你周围的十个人、他们之间的关系、他们跟你的关系、他们今天感觉如何、他们是否可以信任，以及他们欠你多少人情。你会发现，大脑中与社交联系的记忆十分庞大。

社会神经科学家认为人类大脑拥有社交网络，专门负责你与社会的所有互动，就跟那些负责看、听、运动的网络类似。大脑的社交网络让你能够理解别人，并与别人相联系，它也让你能够理解和控制自己。它涉及本书已经讨论过的许多脑区，包括内侧前额皮质、左右腹外侧前额皮质、前扣带回皮质、脑岛和杏仁核。社交网络是大脑与生俱来的部分。刚来到世界几分钟的新生儿对人脸图片的兴趣就超过了其他任何图片。在 6 个月大尚不能说话时，婴儿就能体验到高阶社会情感，比如嫉妒。有很多证据表明，人们认为他们一生中最棒和最糟糕的经历与其个人成就没有关系，而是属于他们的社会性经历，比如开始或结束一段重要的关系。

所有这些都意味着，社交对大脑来说非常重要。事实上，一些科学家认为，社交需求属于主要威胁和主要奖赏的范畴，与食物和水一样是生存的必要条件。20 世纪 60 年代，亚伯拉罕・马斯洛（Abraham Maslow）提出了著名的"需求层次理论"来说明人类需求的等级：从生存需求开始，一直到最高级的自我实现需求。社交需求处于中间位置。但马斯洛可能错了。如今许多研究显示，大脑中用于社交需求的网络和用于基本生存需求的网络是相同的。这意味着，挨饿和被排斥会激活相似的威胁和痛苦反应，因为它们涉及的是相同的网络。

这一幕的三个场景都与社交有关。在第一个场景中，埃米莉遇到的是对于社交安全感的需求，这是一种需要与别人有所连接的基本需求。我称之为"连接感"。对于大脑来说，连接感是一种主要奖赏，而失去连接感则会产生威胁感。当你觉得自己归属于某个具有凝聚力的团体时，就会有一种连接感。埃米莉曾在自己负责管理会议时体验过这种连接感，但在现在的团队中却没有这种感觉。

大脑中的镜子

直到 1995 年，科学家们才发现了大脑产生连接感的惊人方式。埃米莉的电话会议之所以进行得不顺利，是因为人们在电话中误解了他人的心理状态。事情的起因是科林的一句玩笑。在面对面的情况下，也许他的笑话会让大家发笑，但由于在电话中看不到他的面部表情和肢体语言，大家误解了他的意图。在电话中，大脑无法以最擅长的方式与他人进行连结，也就是像在面对面交流时那样，直接复制其他人的情绪状态和意图。大脑是通过镜像神经元做到这一点的。

意大利帕尔马大学的神经科学家贾科莫·里佐拉蒂（Giacomo Rizzolatti）发现了镜像神经元，为理解人类之间如何彼此连结开辟了丰富的新思路。里佐拉蒂发现，当我们看到他人做“有意行为”时，大脑中的镜像神经元就会被激活。例如，当你看到别人吃水果时，你大脑中的部分镜像神经元会被激活，而这些镜像神经元在你自己吃水果时也会被激活。

这种神经元的独特之处在于，它们只在我们看到别人进行有特定意图的行为时才会被激活，却对随机行为没有反应。从这个角度上说，大脑似乎是在通过镜像神经元来理解他人的意图——他们行为的目标和目的——并由此建立与他们的联系。荷兰的镜像神经元研究专家克里斯蒂安·凯泽斯（Christian Keysers）说：“大脑通过共享的回路来理解他人。当你看到别人做某个行为时，就会激活自己运动皮质中的相同回路。比如，当你看到有人拿起一个杯子时，你在大脑中也会做同样的事情。正是凭借这种能力，我们能够通过直觉了解到别人的目的。”

美国加州大学洛杉矶分校的米雷拉·达普雷托（Mirella Dapretto）对自闭症的研究更加证明了镜像神经元的重要性。自闭症患者被认为是“心盲”，因为他们不能够准确理解他人的想法、感受或意图，这导致了他们的社交困难。许多科学家认为自闭症与镜像神经元有关，一些新的研究表明自闭症患者的镜像神经元受到了损害。

关于镜像神经元如何让我们直接地了解他人的意图，凯泽斯是这样解释的：“当我们看到别人的面部表情时，我们自己大脑中相同的运动皮质区域也会被激活，而且这些信息会被同时传输到负责管理情绪的脑岛上。也就是说，当我看到你的表情时，会感受到你面部的运动，这驱使我的面部做出同样的运动反应，所以看到微笑的我也冲你微笑了。这种运动共鸣还会被传输到我大脑中的情绪中心，所以我也会被你的情绪感染。”

这是埃米莉遇到问题的原因。在开电话会议时，大家看不到彼此的脸，无法感受到彼此的情绪。在沟通过程中，被剥离的社交线索越多，人们就越有可能误解彼此的意图。我们大多数人有过自己发出去的电子邮件被误解的经历，也有过自己说出去的话被断章取义的遭遇。“对对方观察得越仔细，就越能匹配其情绪状态。”加州大学洛杉矶分校的镜像神经元研究专家马尔科·亚科博尼（Marco Iacoboni）解释道，“线下互动比视频更能激发情绪，而视频又比电话更能激发情绪，因为我们会对肢体语言的视觉输入做出反应，尤其是面部表情。”

如果人们找不到社交线索，就无法理解其他人的情绪状态。研究表明，反之亦然。丰富的社交线索能使人们连结得更紧密，这种力量有时几乎让人无法抵御。例如，当社交线索很丰富时，情绪可以在人群中快速地传染开来。研究表明，群体中最强烈的那股情绪可以引起连锁反应，让每一个人在不知不觉中都产生情绪共鸣。因为强烈的情绪会获得关注，而在人们关注了以后，大脑中的镜像神经元就会被激活。同理，老板的情绪会传染给员工，因为员工总是关注着老板。比如，你看到老板笑了。你的大脑开始模仿他的微笑，然后你也笑了，于是老板又冲你微笑。这是一个良性的向上螺旋，通过镜像神经元，微笑得以传递。这也提醒了领导者需要格外注意管理自己的压力水平，因为他们的情绪确实会影响到其他人。

在电话会议上，情绪最强烈的是利萨，她非常不安。这让会议上的其他人产生了相同的情绪。面部表情能帮助大脑映射其他人的大脑状态，但在看不到面部表情的情况下，镜像神经元也可以通过声音线索映射他人的情绪，尤其是很容易被唤醒的“远离”情绪。

克里斯蒂安·凯泽斯说：“如果你想与他人顺利合作，就得先了解对方处于什么样的情绪状态之中。”大脑通过镜像神经元来了解他人意图和感受，它们帮助你确定应该对对方做出什么样的反应：是合作还是挑事儿。

朋友还是敌人

虽然在这个联系日益紧密的世界里，合作越来越重要，但与此相对应的是“孤岛心态”的兴起，即人们只在自己的部门、单位或团体内合作，却不对外分享信息。这是人性使然。人们天然地想与亲密的伙伴组成部落并在其中安全地合作，同时排斥自己不熟悉的圈外人。这是因为与不熟悉的人合作被大脑看作一种威胁。也许，在小团体内生活了数百万年的人类对陌生人的自动反应就是“不要相信他们”。在资源匮乏、人类的平均寿命只有20岁的年代里，这种生存策略是有效的。但现在，这种反应可能是不必要的，甚至可能成为一种负担，在依赖团队合作的组织内尤其如此。

合作困难的一个重要原因是：就像大脑自动将所有情况都划分为潜在奖赏或潜在威胁一样，它也会在潜意识中把你遇到的每一个人划分为**朋友**或**敌人**。那个人是你想“接近”的（在大街上远远看到就走过去打招呼）还是想“远离”的（他走过来的话我就赶紧过马路避开）？问题就在这里：你往往会把不认识的人归为敌人，尤其是那些你不认识且看上去与你有点不同的人，直到他证明自己是个好人。这也是埃米莉在电话会议中遇到的问题。大家不仅互相误解，内心还有强烈的受威胁感，把彼此当作敌人而不是朋友。

朋友

你用一套脑回路来对待那些你认为和你相似、是朋友的人，用另一套脑回路来对待那些你认为和你不同、是敌人的人。当你的大脑决定了某人是朋友时，你会用思考自身经验的那部分脑区来处理你们之间的互动。当你在某人身上体验到安全的连结时，他们说出来的话听上去就像你自己的想法。决定某人是你的朋友后，你也会产生“接近”的情绪反应，这为你的大脑舞台提供了更多的空间，供新想法产生。当观察被你归类为朋友的人时，你能更准确地评估他们的情绪状态——你能对他们感同身受，因他们的痛苦而痛苦；而当面对被你归类为敌人的人时，这种情况不会发生。当你看着朋友做某件事时，会不自觉地通过微观情绪为他们加油鼓劲。比如，当他们做得好时你就会微笑，当他们遇到困难时你就会着急。面对敌人，你会有相反的反应。

当你把自己的想法、情绪和目标与他人相联系时，会释放催产素，这是一种令人愉悦的化学物质。所产生的化学反应跟婴儿与母亲进行身体接触时感受到的相同。当两个人一起跳舞、一起弹奏音乐或者愉快地聊天时，就会释放催产素。这种神经化学物质意味着安全的连接。

在2005年6月发表在《自然》杂志上的一篇论文中，科学家们发现，喷洒含有催产素的喷雾会提高人们的相互信任度。论文指出，在除人类以外的哺乳动物身上，“催产素受体分布在与行为有关的各个脑区中，涉及的行为包括选择配偶、喂养幼崽、交配和社会依恋。因此，催产素似乎让动物克服了其回避的天性，从而促进了接触行为”。我们的动物本能似乎让我们天然地退缩，并把他人当作敌人，除非碰到促进催产素分泌的情况。这种现象解释了为什么培训师在每期培训课的开头都要进行“破冰”活动，以及为什么所有咨询、客户服务或者销售培训手册都会把“建立友好的关系”作为开展工作的第一步。然而，一些新研究也让作为“信任激素”的催产素变得复杂起来，因为它似乎会助长所有类型的接近情绪，包括愤怒和嫉妒。简而言之，催产素既可以提升群体内的信任感，也可以促进对外来者的攻击性。

积极心理学研究表明，生活中只有一种体验可以持久地提升幸福感。它既不是超出基本生存需求的金钱，也不是健康、婚姻或生儿育女，而是有质有量的社交联系。美国普林斯顿大学的丹尼尔·卡尼曼（Daniel Kahneman）做了一项研究，问女性最喜欢做什么事情。令人惊讶的是，相比和老公或孩子在一起，与朋友共度时光排在了首位。大脑会在高质量和有安全感的社交关系中茁壮发展。看来，幸福不仅仅在于有合适的多巴胺水平，还要有一定量的催产素。

朋友带来的好处

拥有多个积极的社交关系不仅可以提升你的幸福感，还可以让你在工作中表现出色，甚至延年益寿。美国芝加哥大学的已故教授约翰·T. 卡乔波（John T. Cacioppo）曾研究了人类如何进行社交活动以及社交对大脑功能产生的影响。在对 229 名 50 至 68 岁的被试进行研究后，他发现相比于那些拥有健康社交关系的人，经常感到孤独的人血压要高出 30 毫米汞柱[①]。研究表明，孤独感会显著增加中风和心脏病的死亡风险。面对这些数据，卡乔波意识到，孤独感所带来的影响可能比社会普遍意识到的更严重。“跟疼痛、口渴、饥饿和恐惧一样，孤独感会产生威胁反应。”卡乔波解释道。以积极的方式与他人

① 1 毫米汞柱 ≈ 133.322 帕。——编者注

产生联系并感受到连接感，是人类的一种基本需求，就跟吃饭和喝水一样。希望那些认为“他人即地狱”的人记得，社交隔离可不是大脑渴望的状态。拥有朋友会帮助我们减轻根深蒂固、与生俱来的威胁反应。加州大学洛杉矶分校的社会神经科学家内奥米・艾森伯格（Naomi Eisenberger）在她的研究中发现，更多的社交支持还可以减少人们对其他威胁的反应，以此帮助人们缓冲潜在压力。“我发现，认为自己拥有的社交支持越多，对被拒绝之类的事就越不敏感。”艾森伯格解释道，“这些人对压力的反应较小，皮质醇水平也较低。”由于受威胁感较低，拥有良好社交支持网络的人在大脑舞台上就会有更多的资源，可以用于思考、计划和调节情绪。

广交朋友不仅能帮助你更好地思考，还能赋予你新的视角，即“透过别人的眼光看问题”。朋友们也是调节情绪的辅助工具，因为他们能够帮助你进行非常重要但极其耗费认知资源的**重新评估**。同理，通过帮助你拓宽思维和反思你自己的思考方式，可信任的伙伴们还能为你带来深刻见解。不过这一切需要你把他人当朋友，而不是敌人。

拥有朋友还能改变你的大脑，因为你有更多机会大声说出你的想法。实验表明，通过复述正在学习的内容，你的学习速度和应用学习内容的能力都会提高。相比于仅仅思考某个想法，和别人讨论这个想法会激活大脑的更多部位，包括记忆区、语言区和运动中心。这个过程被称为“激活扩散”。激活扩散过程使你在以后更容易回忆起这个想法，因为你留下了更宽广的连接轨迹。

还需要更多证据来证明连接感的深刻价值？好的。2012 年的一项研究表明，让人们与另一个人或群体建立起哪怕最微弱的社交联系，也会增加他们的动力、提高他们的表现。2010 年，一份针对超过 148 项研究的元分析表明，相比于拥有较弱社交关系的人，拥有较强社交关系的人的生存概率高出 50%。2011 年的一项研究表明，那些认为自己在工作中拥有更多社交支持的人死亡率较低。显然，在生活中拥有高质量的社交关系是值得的。

读到这里，内向者可能在犯嘀咕了，大概觉得我已经失去了理智，因为他们能想到的最糟糕的事情就是花更多时间与乱七八糟的人待在一起。诚然，有些人因为丰富的社交关系而充满活力，而另一些人则认为社交这件事极具挑战。但这并不意味着内向者应该少交朋友，他们只是需要不同类型的社交。对于内向者而言，他们需要较少的新联系和表面联系。然而，如果内向者只有一个让其感到安全的亲密朋友，那么再多几个亲密朋友仍然会让他或她从中受益。尽管内向者需要不同类型的社交联系，更多的连接感仍然对他们有好处。

敌人

前不久，我的一个朋友邀请我去纽约参加聚会。由于在那儿没什么熟人，所以我故意很晚才到，以确保到时我朋友已经在那里了。结果，那时他还没有来。从理论上来说，我应该感到很棒——聚会上的人看上去像我喜欢的那类，聚会场地是在一所漂亮的复式公寓，还有动听的音乐、可口的食物，以及能敞开喝的饮料。但我一个人都不认识，正因为如此，我的威胁感几乎爆表。对我的大脑来说，我走进了一间满是敌人的屋子。在漫长的五分钟里，我竭尽全力让自己看上去很平静。终于，我的朋友来了，我的威胁感迅速下降。朋友给我介绍了几个人，我注意到每介绍一个人，我的威胁感就会下降一些。一小时之后，我有了六组人可以聊天，并且度过了一个愉快的夜晚。这个例子有力地说明，当你设想周围都是敌人时，会产生多大的敌对反应。

当你把某人归类为敌人时，各项大脑功能都会随之改变。你不会用处理自身体验的脑区来对待一个你认为是敌人的人。一项研究表明，当你把某人看作竞争对手时，你不会与他或她产生共情。这意味着你分泌的催产素也会变少，与之合作的愉快感会降低。

把某人归类为敌人甚至会让你变蠢。凯文·奥克斯纳解释说："想象你试图与一个曾与你有过冲突的人合作。你不断分心，因为总是在想他是不是看上了你的女朋友。把他看作对手会改变你与他的互动方式。你会把注意力放在如何与他们打交道，而不是手头的工作上面。"在这种情况下，你的大脑试图解决两个难题：如何应对敌人，以及如何合作。正如我们从场景一中所了解到的那样，同时处理多个任务是很困难的。两个目标都没有得到足够的资源，这让你更容易犯错，也会带来更多的威胁反应。

当把某人归类为敌人时，你不仅无法与他感同身受，还会阻止自己考虑他的想法，即使他是正确的。设想你正在对某人生气，那么从他的角度看问题是不是很难？当你把某人归类为敌人时，就会倾向于摒弃他的想法，而这有时对你来说是有害的。

把某人归类为敌人后，你会捕风捉影，误解他的意图，从而很容易对他感到生气，并且忽略他的好点子。在新的团队结构中，埃米莉处于领导地位。利萨在第一次通话中就决定把科林归为敌人，科林也以牙还牙；科林和利萨都把乔安妮看作潜在敌人；而他们所有人都认为埃米莉是敌人。因而，乔安妮很可能想快点摆脱这一切。之所以发生这种情况，很可能是因为大家在面对新人时都很情绪化。埃米莉的最大错误在于没有意识到此刻的社交环境多么尖锐。她不知道，在让团队开始做复杂的思考之前，她需要化解本能的“敌对状态”。

所有这些都说明了“包容性”的重要性，这个概念在过去十年间受到了很多组织的重视。许多研究指出，当人们在团队中感到包容并且可以直抒己见时，他们会表现得更好。这背后有坚实的科学依据：简单来说，当人们感到与他人建立了安全的联系，并有良好的连接感时，他们就能够更好地思考。人们需要感到彼此是朋友，而不是敌人，才能在工作中发挥出最佳表现。

从敌人到朋友

尽管这种敌对反应看起来像一个需要避而远之的可怕怪物，但在大多数情况下，扭转乾坤并不困难（前提是你不是在处理世仇等的积怨）。

握手、交换名片、讨论共同话题，比如天气或者交通，都可以促进催产素分泌、增添彼此间的亲近感。埃米莉单刀直入地开始了会议，没有给大家在人际关系层面上进行交流的机会。如果花几分钟时间让大家先互相认识一下，也许一切就不一样了。你可以把这些开场活动看成与他人的共同经历。当我们与某人有共同经历时，就更有可能将其归类为朋友。一项研究显示，增加团体与团体之间的人际接触可以减少对团体外成员的偏见。

只要我们事先没有跟对方发生过负面互动，那么这个技巧在各类场景下都是有用的。因此，这种方法在把陌生人变成朋友方面通常效果不错。那么，面对一个已经把我们当成敌人的人，又该怎么办呢？比如那个跟你争夺过预算的其他团体的成员。当大脑注意到我们与某人有竞争时，我们就会把他们标记为敌人。为了消除这种敌对情绪，我们需要找到一些共同目标。当找到共同目标之后，比如本周内都要完成的任务，我们就会化敌为友。“敌人的敌人就是朋友”这句老话背后的原理就是这样。一些研究证明了这一点，尤其是美国纽约大学的杰伊·范·巴维尔（Jay Van Bavel）所做的实验。他证明，改变人们之间的联署关系——即不再拥有竞争性的目标，而是拥有共同目标——能够快速改变人们对事件和他人的看法。共同经历会产生些许作用，而共同目标却是连接感的真正驱动力。当你试图与他人合作时，先找到你们之间的共同目标，之后的每一件事都会变得更顺畅。

把本能的敌对状态转化为友好关系没有那么难，你可能已经在一周里不知不觉这样做了很多次。另外，记得找到与他人的共同目标也会很有用，而且并不困难。不幸的是，即使有过多年的积极互动，朋友之间反目成仇却非常容易。这种情况在埃米莉和旧日的工作伙伴之间就发生了。现在埃米莉成了领导，被他们视为“敌人”。埃米莉也决定不再信任科林，在会议结束后这个想法深植于她心中，尽管他们多年来一直合作愉快。由于“远离”情绪都是强烈的，包括对某人感到不满，反目成仇是一种影响极为深远的体验。

对埃米莉的团队来说，不能经常见面是一个大问题。那么来自不同文化背景的人之间的合作呢？他们可能完全没有机会见面。在这种情况下，需要通过其他形式的社交来减轻本能的敌对反应。比如确保团队成员通过视频、照片或社交网站分享自己的个人故事。一些组织还建立了明确的伙伴制度、导师制度或培训计划，都是为了培养连接感。盖洛普组织的一项研究表明，鼓励“饮水机谈话”的公司能让员工发挥出更高的效率。提升社交关系的质量和数量（当然是提升到一定程度）会提高效率，这是因为：首先，人们发现身边的敌人变少了；其次，人们发现身边的朋友变多了。当与他人有积极的连结时，我们就会表现得更好。在工作场合提高连接感的一个方法是开视频会议，而不是电话会议。除了提升连接感以外，这样做还有助于人们准确地解读社交线索。手势和其他非语言信息还能加快会议的进展。例如，在视频中说“如果能听清我的话，就请举一下手”，要比在没有视频的情况下问一大群人能否听清高效得多。

了解了上述知识后，让我们来重演一下埃米莉的电话会议，看看如果她明白社交的重要性，会议结果会多么不同。

重演：化敌为友

现在是下午 2 点，埃米莉的可持续发展会议提案刚刚在午餐会上得到审批。她回到办公室，拿起电话按下电话会议按钮，这让她及时加入了自己团队的电话会议。她花了一小会儿关注自己的思维和内心状态，这激活了她的导演。

她意识到，与几个小时前相比，现在她需要耗费更长时间才能把一个想法带到舞台上。她尝试用一个词来描述自己目前的状态，她想到了“疲倦”。通过识别自己的状态，埃米莉平静了一些，不过仍然注意到内心中有一种难以摆脱的不适感，但她说不上来是什么感觉。

埃米莉知道社交场合是多么微妙，特别是当人们第一次见面时。她停了下来，努力去感受这个困扰她的僵局是什么。她识别出了深藏于她边缘系统中的一种模式。这个联系很微弱，只有当她专注于此时才能清晰地显现出来。于是埃米莉把电话静音，以争取时间来集中注意力。几秒钟后，一种见解突然浮现。她意识到这次会议非常重要，因为这是乔安妮第一次加入团队，而她自己也是第一次以领导的身份开会。她觉得自己没有做好充分的准备来确保会议顺利进行，她的议程不对。她思考了一下事物的优先级，并意识到在让大家解决复杂任务之前，应该先努力营造“团队”感。于是，她决定这次先开一个不那么正式的电话会议，目的性不要太强。利用电话静音的几秒钟时间，她调用了数十亿条回路思考了这个方案，然后重新加入会议。现在她觉得胸有成竹了，并且成功摆脱了僵局。埃米莉的大脑现在处于警觉但平静的状态，很容易就能觉察到微妙的信号。

科林和利萨早就在线了。埃米莉一加入，他们就结束了谈话，陷入一片令人尴尬的沉默。如果她刚刚没有想清楚的话，此刻可能会做出糟糕的反应。“你们两个在商量对付我的诡计吗?”她用诙谐的语气打趣道，大家都笑了。她知道建立彼此之间的友好关系很重要，就像他们曾经共同合作时那样。

过了一会儿，乔安妮也加入了会议。埃米莉解释说，这次电话会议没有正式的议程，只是为了让大家相互了解，并讨论一下大家作为一个线上团队如何才能更好地合作。埃米莉请大家想一想，如何才能更好地了解彼此。她想让大家仔细思考自己的思维，并激活各自的导演。利萨建议大家介绍一下自己，并分享一些成功举办会议的经验。在埃米莉上线前，利萨和科林在谈论他们对于这个新团队的不确定感和焦虑感——有新成员加入，而且埃米莉晋升成了领导。这些都让利萨和科林产生了威胁感。但由于现在有机会直抒己见并做出选择，利萨转而进入了“接近”状态。乔安妮还建议大家分享自己家人的照片，这让利萨发现乔安妮跟自己的学历一样，而且她的孩子跟自己的孩子一样大。于是，利萨将乔安妮归类为跟自己相似的人。从现在开始，她与乔安妮说话更像是跟自己人说话了，她们之间的谈话变得更开放、更坦诚。

埃米莉最后一个发言。她说在这个级别的管理职位上工作对她来说是全新的体验，想问问大家有什么要求。于是各种想法纷至沓来，主要有以下几个主题：大家希望能够开放地进行沟通，彼此信任和尊重，还希望有乐趣。大家产生了共鸣，促进了催产素分泌。会议结束后，他们会把这次会议标记为一次愉快的经历，并期待下一次通话。

科林问埃米莉新会议提案是否已经通过审批了，埃米莉差一点儿就要说出她想为可持续发展会议选一个负责人了。但好在此刻她感到的威胁较少，心理状态也很平静，因此她注意到了自己的担忧：此刻抛出这个议题的话，会议气氛就会变糟了。于是埃米莉说她会在会议之后和大家单独谈谈，以了解每个人的想法。但科林接着说，他认为这次的大型会议可以由利萨负责，因为上次的会议是由他自己负责的。利萨问乔安妮是否愿意和她合作，以便更快地进入状态。乔安妮答应了，因为她们都知道团队合作的乐趣，也明白作为一个团队来工作会让她们表现得更好。大家达成了共识，团队计划在下一次开会时就开始筹划这个会议。

一瞬间，会议结果就迥然不同了。当埃米莉能够觉察自己的心理体验，并对社交过程了如指掌时，积极的变化就出现了。随着对社交世界的了解逐渐加深，她将能有更多机会发挥出最佳状态。

认识大脑

- 社交就跟吃饭、喝水一样，是人类的主要需求之一。
- 我们通过感同身受的方式直接了解对方的体验。
- 与他人的安全连结对于保持健康和友好合作都是至关重要的。
- 人们会很快把他人归类为朋友或敌人，当缺乏正面证据时，大脑会默认对方是敌人。
- 为了与他人顺畅地合作，你需要努力创造与对方的连结。

脑力善用

- 每当你遇到一个陌生人时，都尽早建立人际连接，以减少威胁反应。
- 通过分享个人经历或者创造共同经历来与他人成为朋友。
- 与可能发生冲突的人树立共同目标。在理想情况下，这些目标应该是中短期的合作重点。
- 积极鼓励身边的人建立良好的人际关系，从而实现更好的合作。

场景十一：
当一切看似不公时

电话响了。保罗并没有像往常一样及时去接。今天过得太糟糕了，他的边缘系统处于高度警戒状态。但最后他还是接起了电话，希望对方只是打错了。可惜没那么幸运，电话是内德打来的。

保罗和内德曾在同一家咨询公司共事多年，后来各自创业。他们也有过合伙开公司的念头，但后来还是决定各干各的，并在业务上进行合作。保罗主要做软件策划设计，内德则负责更加具体的软件编程工作。他们之前一直合作融洽，直到保罗给内德发送了那封欠考虑的电子邮件。在邮件中，保罗说他不打算邀请内德加入这个新项目。这件事让双方都积蓄了一股不满情绪，破坏了两人之间的深厚情谊。考虑到他们有那么久的交情，保罗还是想跟内德言归于好，但他不知道该怎么做。

“我们需要谈谈。”内德说。

“我对电子邮件的事感到抱歉。”保罗打断了内德，他希望一个道歉就能万事大吉，“我们这么多年的交情了，我不该这样对待你。”

“这正是我想要跟你谈的。”内德回答。

“但问题是，我已经反复核算过这个项目的成本。虽然这是个大项目，但利润太低了。我还面临着海外供应商的竞争。为了保证盈利，我必须把编程工作外包到海外。”

“这些我都理解。”内德停顿了片刻，“你瞧，我俩在邮件里都太冲动了，但这不是我打电话过来的原因。我只是觉得你的做法很不公平。这些年来，我给你擦过多少次屁股？多少次加班加点地给你救火？要不是因为我，你可能走不到今天。你怎么就不能想办法让我也参与进这个项目里？这么大的项目，肯定有我能帮上忙的地方。”

保罗一时语塞。他知道自己不该在核算成本之前就许诺让内德参与这个项目，也知道内德现在一定很失望。但他没法让内德加入进来，不然他就要亏钱了，这是他不能接受的事情。保罗开始觉得内德才是那个不公平的人。在保罗的大脑中，包括岛叶在内的边缘系统正在逐渐唤醒，而且厌恶等强烈的情绪进一步刺激着边缘系统。难道内德不知道拿下这个项目有多难吗？保罗发现自己越来越烦躁了，在通话过程中，他的情绪自动映射了内德的情绪。他强压着怒火，咬牙切齿地挤出一句道歉：“很抱歉，内德，我真的无能为力。如果之后有办法让你加入的话，我会跟你说的。”

保罗挂了电话，感觉自己与内德的关系再也回不到从前了。他很难描述自己的心情，但内德提出的要求让他很反感。他甚至觉得内德挑起这个话头就是不公平的。

保罗听到米歇尔打开了客厅里的电视机，他想都没想就站了起来。

“你的作业都做完了吗？”他朝房门外喊道。平常他不会问这种问题，至少不会以这样的方式问。但与内德的通话深深刺激了他，导演已经在打包走人了，这让保罗难以抑制错误的冲动。

“爸爸，我们之前说好了，我每天只用一小时做作业，而且可以选择八点半之前的任何时间做作业。”

“这是没错，但开始得越晚要花的时间就越多，干吗不现在就开始做?”

“我们说好了的，爸爸，你不能临时改变主意。乔希这会儿也在打游戏呢，你知道的。”

“唉，连你也不太平。”保罗摇了摇头。

“什么啊？你今天为什么这么不可理喻?”

“我没有不可理喻。”保罗反驳道，“我是你爸，我有权过问你做作业了没有。”

“离我远点儿，行吗？你在工作上受了气，就把气撒到我头上，这不公平。”

“好吧好吧，你保证把作业做完就行。”

保罗的边缘系统受到了一件大事的刺激，这件事发生在他试图与别人合作的过程中。当人们在一起工作或玩耍时，这类事就会经常出其不意地发生。保罗不知道公平感是大脑的一项主要需求。公平感本身就可以产生强烈的奖赏反应，而不公平感则可以产生持续多日的威胁反应。正如埃米莉需要改变她的大脑来更有效地化敌为友一样，保罗也需要改变自己的大脑，以学会如何与他的合作伙伴保持公平感。保罗会发现，更好地处理公平问题能够让他事半功倍，更轻松地实现目标。

公平很重要

你会发现，一旦让前额皮质关注有关公平的问题，它就会发现问题无处不在。首先是政治领域，它往往牵涉由公平问题所带来的情感冲突，甚至暴力冲突。在写作本书时，我在电视上看到非洲的一名村民大喊，她愿意为揭露不公平的选举而献出生命。在日常生活中，跟公平感有关的情绪也会变得很激烈。你打的出租车故意绕远路会破坏你一天的好心情，倒不是因为多付了钱，而是因为这破坏了公平原则。想一想那些花费巨额费用在法庭上争辩对错的人，除了实现“正义”或“复仇”之外，他们几乎不会获得经济上的回报。我们对公平如此渴望，有些人会付出毕生积蓄甚至自己的生命以求得公平。

公平能比金钱带来更大的奖赏

美国卡内基梅隆大学的副教授格纳兹·塔比亚尼（Golnaz Tabibnia）致力于研究公平以及人们判断公平的方式。她说：“追求公平和抵制不公的倾向是根深蒂固的。”塔比亚尼与马修·利伯曼合作进行了一项名为“最后通牒博弈游戏”的研究。在这个游戏中，两个人要分一笔钱，其中一个人提出分配方式，另一个人则需要决定是否接受这种分配方式。如果这个人不接受对方提出的分配方式，那么两人都得不到这笔钱。“人们对不公平的厌恶非常强烈，”塔比尼亚说，“他们宁愿自己拿不到钱，也要阻止对方获得有失公允的更好待遇。”

令人惊讶的是，当人们从10美元中获得5美元时，他们大脑中的奖励中心比从 20 美元中获得 5 美元时更活跃。“换句话说，比起收获不公平份额的金钱，在收获了公平的份额时大脑中的奖赏回路会更活跃，即使两种份额的实际价值是一样的。”塔比尼亚解释道。公平感似乎比金钱更重要。

塔比尼亚解释了这种现象在大脑中的作用原理：“大脑中有一个名为纹状体的脑区，在我们获得主要奖赏时，它就会做出反应。纹状体从中脑接收丰富的多巴胺，并参与正强化和基于奖赏的学习过程。当人们感到自己被公平对待时，这个回路就会被激活。但当人们感到自己被不公平对待时，被激活的则是他们的前岛叶。这很有趣，因为以前的研究证明，岛叶跟尝到恶心的味道时所产生的厌恶感相关。也就是说，味觉上的恶心和社交性的厌恶由大脑的同一区域处理，就如同社交性的奖赏跟味觉上的奖赏都由腹侧纹状体处理一样。所以，这些社会性的强化刺激在脑中映射的图谱与更主要的强化刺激至少是部分相似的。

人们在直观上以为公平感不如食物那样重要。正因为如此，许多人对公平的重视程度不够高，结果就像这个场景中的保罗一样，轻视了公平感所引发的强烈反应。这也许是马斯洛理论的另一个错误之处：对食物等生存需求的重视，远超对公平等社会问题的重视。结果就是，在准备一个长达一天的团队会议时，计划者往往只想到要确保每个人都有时间吃午饭，却忽视了人们关于当天安排的公平感。越来越多的研究表明，不公平感比饥饿的肚子更难处理。

公平游戏

神经科学家史蒂芬·平克（Steven Pinker）在他的著作《心智探奇：人类心智的起源与进化》中试图解释有关公平的强烈反应缘何而来。他认为，对高效交易的需求催生了对公平的反应。在原始时代，你无法把食物存储在冰箱里，存储资源的最好方式就是“惠及”他人。把资源给别人相当于将其存储在别人的大脑中，可以在将来需要的时候取回来。这种基于头脑的交换在狩猎采集时代尤为重要，因为那时一个人可不是每天都能吃上蛋白质，而另一个人猎杀的野牛供一家人吃可能又太多了。在进行这种交易时，你必须学会识别“骗子”，即那些承诺了却不会兑现的人。这样一来，那些拥有优秀的公平识别能力的人就获得了进化优势。

如今，有了冰箱和银行账户，你无须再以如此原始的方式判断是否能够信任他人，但你的大脑中仍然留有公平检测回路，只是它们往往以轻松休闲的方式得到锻炼，比如孩子们玩的“是真是假”游戏，或者全世界无数成年人喜欢玩的得州扑克。这些游戏让你有机会炫耀自己的骗人伎俩以及识别骗子的本领。虽然在现实生活中，公平感可以产生威胁或者奖赏反应，但识别不公平的游戏也可以给全家人带来欢乐。

当遭遇不公的时候

让我们从更常见也更强烈的不公平感开始，继续探究跟公平有关的奖赏和威胁反应。感到被不公平对待会引发边缘系统的强烈唤醒，以及随之而来的各种麻烦。比如在这种状态下，你很容易就会泛化问题并捕风捉影：当你认为一个人不公平时，就会觉得所有其他人看起来都不公平。在这个场景中，内德感到不公平是因为觉得保罗忽视了他们长久以来的互帮互助。而在过度唤醒的状态下，保罗也感觉很不公平，因为他误认为内德想让他在项目上亏钱。

人与人之间的许多争执，尤其是亲近的人之间的争执，涉及由误解引发的不公平感。而这种由误解带来的不公平感会促使人们做一些事情，进一步加深所有当事人心中的不公平感。这通常起源于某人误解了另一个人的意图，再加上捕风捉影和由期待而扭曲的感知，可怕的向下螺旋就开始了。

标记情绪的方法可能无法控制跟公平感有关的强烈反应。你需要一个更强有力的工具，如重新评估。这里的重新评价是指站在对方的角度看问题，但这么做需要消耗大量的脑力资源，在感到不公平时很难做到。而且，当你把别人看作敌人时，站在他的角度上看问题也变得很难。要管理由不公平感引发的强烈反应，你可能需要在过度唤醒之前快速决策。

因为不公平感具有很强的冲击力，所以当你疲惫时，或者当你的边缘系统已经不堪重负时，你就很容易被小小的不公平感压垮。在这种情况下，你必须格外注意。如果你被年幼的孩子吵得彻夜未眠，此时你的另一半开口叫你帮个忙，你也许会暴跳如雷。如果你一天工作不顺，那就更可能会因为觉得某个供应商在讹钱而大发雷霆，哪怕只是几毛钱的小事。

与孩子打交道更经常牵涉公平问题。“听我的话，但别学我的做法”是父母们希望会有用的一句话。但即使是年龄很小的孩子也对公平问题很敏感。米歇尔觉得自己受到了不公平待遇，认为保罗将自己和弟弟区别对待，这让米歇尔感到受到了侮辱。对于青少年的大脑来说，微小的情绪打击可以带来强烈的反应。前额皮质功能会在青春期时暂时萎缩，这解释了为什么孩子在 10 岁时比在 15 岁时能够更好地控制情绪。前额皮质的功能会在青春期行将结束时恢复，到 20 多岁时才能发展成熟。（有一个理论认为，大脑在青少年时期之所以会暂时退化，是因为过去那些冲动行事的青少年，比如过早生育孩子的人，比更有自制力的青少年传递下了更多基因。）由于情绪调节能力薄弱，青少年往往会非常强烈地感受到公平（以及确定感、自主感和连接感）所带来的威胁和奖赏。也许这解释了为什么青少年经常用摔门抗议父母，以及为什么他们对社会公平事业感到热衷。

公平本身就是奖赏

从好的方面来说，公平是令人愉悦的奖赏，它可以激活大脑中的多巴胺细胞，跟美餐一顿、在工作中受到额外奖励的效果类似。当你感到公平时，血清素水平很可能也会提高，这种神经递质让你感到放松、舒适，不过目前还没有研究直接证明这一点。百忧解和舍曲林等抗抑郁药物就是通过提高大脑中血清素的水平起作用的。

公平感让你觉得和别人建立了安全的联系，所以它与连接感也有关。当你感到某人公平的时候，你对他的信任也增加了。研究表明，当人们感到被公平对待时，他们自评的信任感和合作度都会上升。催产素水平在公平交换的过程中也会提升。

总的来说，公平感会提升多巴胺、血清素和催产素水平。这会产生积极的“接近”反应，让你更容易对新想法持开放态度，也更愿意与他人产生联系。这对于合作来说是很好的状态。然而，公司内部的许多组织结构与营造公平感相违背，尤其是对大公司而言。对于薪酬待遇、业绩和透明度的常见抱怨都与公平感有关。在美国 2009 年的裁员潮中，一家公司的高管层同意减薪 15% 以减少裁员，并大肆宣扬这个减薪幅度是普通员工所承受的 5% 减薪的三倍。尽管 15% 的减薪意味着每位高管每年少拿数千美元的薪水，但这并不影响他们的奖金数额：许多高管拿到了数千万美元的奖金。你可以想象员工对此的感受。还记得当年美国国际保险集团（AIG）引发的公愤吗？在损失数十亿美元并差点引发全球经济崩溃之后，该集团挪用了政府救助资金给高管发放大笔奖金。

对于公平的研究还带来了一个有趣的启示：那些真正让员工体验到公平的公司反而会得到回报。一项 2012 年的元分析表明，在工作场合感到不公平会对员工的身心健康产生负面影响。这也许解释了为什么人们在某些职场文化中表现得更好。我问过一名和我一起搭车的高管，为什么他在同一家公司工作了 22 年。“我也不知道，”他回答说，“我想是因为这家公司总是尽自己所能去做对大家来说都正确的事。”努力提升凝聚力的公司组织最好能意识到，当员工感到不公时，他们会像被告知一整天不能吃饭那样难受。

《哈佛商业评论》曾发表了一份关于企业重组的组织研究报告。该研究发现，当人们感到公司做出了公平的决定时，裁员所带来的负面影响就会大大下降。当觉得自己受到了公司的不公平对待时，人们则会产生无尽的抱怨。感到生活不公平会影响人们的皮质醇水平、幸福感，乃至寿命。难怪当人们认为公司没有公正地对待其员工、客户或整个社区时，他们就不愿意留在公司工作了。

有一个方法可以持续提高你的公平感，那就是为社会公益组织出一份力。这些组织向穷人分发食物，或者为贫困社区提供服务。当看到有人正在挨饿，而两个街区外的人却在浪费食物时，做一些减小二者差距的事会提升你的公平感。一些公司会让员工花时间参与社区服务，员工会因为公平感的提升而感到获得非正式的奖赏。许多员工觉得这是工作中让他们很有满足感的部分。

最后送你一枚“彩蛋”：一项研究表明，与接受礼物相比，送给别人相同价值的礼物能产生更强烈的奖赏反应。因此，分享你的时间、资源，或者捐款不仅会提升你的公平感，还会比接受礼物带来更好的感觉。

期待公平

我认为在公平感和期待之间存在一种动态关系，它可以解释生活中一些更为强烈的情绪体验。这可能是未来研究的一个有趣方向。如果你期待某人公平地对待你，而他们确实这么做了，你的多巴胺水平就会上升，原因有二：一是你的期待得到了满足；二是公平感本身就能带来满足。意料之外的公平更加令人愉快，这解释了为什么“陌生人的善意”可以让人如此印象深刻。

然而，如果你期待某人公平地对待你，但他们没有做到，你的多巴胺水平就会急剧下降：因为你的期待没有得到满足，而且不公平感本身会产生负面效果。这可能解释了为什么当你信任的人，比如你期待行事端正的朋友，对你做出不公平的事时，你会受到强烈的刺激。这样的多重打击堪称引起边缘系统唤醒的“完美风暴”。这种体验也有一个专门的词来描述，也是内德内心深处的感觉：背叛。哪怕是一丁点儿的背叛感都会激起强烈的感受。

接受不公平

所以，公平感是行为的一大重要驱动力，比大多数人以为的重要得多。然而，当我们招呼的出租车与我们擦身而过，驶向另一位更有吸引力的乘客时，我们并不会在大街上崩溃，因为我们能够管理不公平感。大脑做到这一点的方式非常有趣。

当人们陷入不公平的处境时，不仅仅是因为他们没有得到积极的奖赏，情况要复杂得多。塔比尼亚研究了“最后通牒博弈游戏”中分配方式不公平的情况。例如，一名贫穷的研究生可能会想接受从 50 美元中只拿到 20 美元的分配方式。她发现，人们要么感觉受到侮辱而拒绝接受这种分配方式，要么感到被欺负了但还是决定拿下这笔钱。“在这种情况下，”塔比尼亚解释道，“当人们接受了不公平的分配方式时，他们没有感到被奖赏。相反，他们下调了自己的情绪反应。尽管岛叶被激活，但他们压制住了这种反应。此刻，他们的左右腹外侧前额皮质（VLPFC）变得更为活跃，而岛叶的活动则减少了。一个人越倾向于接受不公平的分配方式，其 VLPFC 活动就越多，而岛叶的活动就越少。看来，人们调节情绪的能力越高，就越能接受不公平的待遇。”这又涉及了无比重要的右太阳穴。接受不公平待遇需要用到标记和重新评估等方法，而这些方法都需要调用大量的舞台资源。

瑞士苏黎世大学的神经科学家塔尼亚·辛格（Tania Singer）通过研究公平和共情之间的关系，对公平感有了更深入的了解。她让被试与另外两个玩家一起完成一个游戏，而实际上这两个玩家是演员，其中一个扮演混蛋，而另一个则扮演合作者。在游戏过程中，这两位演员会被电击（至少看上去是被电击了）。在辛格的实验中，无论是混蛋还是合作者都会遭到电击。实验表明，对于混蛋和合作者的痛苦，女性都能感同身受；而男性只会共情合作者的痛苦，当混蛋被电击时，他们大脑中的奖赏中心会被激活。“对不公平的人进行惩罚是支撑公平经济交易的重要保证。”凯泽斯解释道。如果坏人免受惩罚，其他人就会有不公平的感觉。想一想，如果企业高管让投资者损失惨重，但他们只需交出罚金就能免受处罚，而另一个人因为偷了钱包就得蹲监狱，这种不公平会引起多大的抗议。

调节你的公平反应

这个世界是不公平的，尤其是在商业世界中。在这里，相互残杀也许能带来高额回报。调节好自己对于不公平的反应能够让你更有优势。一种办法是，一旦你感到边缘系统被唤醒了，就马上标记自己的情绪状态。无论是感到不公平、不确定，还是缺乏自主感或连接感，只要能用语言描述出自己的感受及其产生的原因，你就能够降低边缘系统的唤醒，并做出更好的决定。如果标记法不起作用，你还可以尝试重新评估法，即从不同的角度来看待眼下的情况。

如果你感到有些事不公平、应该纠正，也可以选择让自己保持不公平的感觉。主动选择被这些情绪驱使，也许能够帮助你把对采取行动的恐惧转化为纠正不公的实际行动。只是你要记得，高度唤醒的边缘系统虽然有助于体力活动，但会降低创造性思维能力。在球场上奔跑时，如果满脑子想的都是对手的不公，也许有助于你跑得更快。但如果在工作中放任自己沉浸在不公平感里，你的职业生涯也可能会因此毁在一场重要会议上。

显然，如果保罗理解公平感对大脑的重要性，他在今天下午也许会有不同的表现。让我们来看看他可以怎么做吧。

重演：当一切看似不公时

电话响了。“我们需要谈谈。”内德说。

“我对于电子邮件的事感到抱歉。”保罗打断了内德，“我们这么多年的交情了，我不该这样对待你。我知道你一定觉得这样不公平，也想听听你的想法。也许我们可以集思广益，讨论一下如何互帮互助。就算我们在这个项目上合作不了，以后还会有其他项目。”保罗知道内德感到很不公平。

“好吧……”内德被保罗的话安抚了。他原本以为他们会大吵一架。内德诉说着自己是多么沮丧，整件事对他多不公平。保罗一直耐心倾听着，虽然内德的有些话让他感到很烦躁，但他注意到了自己的情绪，通过标记情绪的方法缓和了刺激。内德有一句话差点儿就把保罗点着了，他只好使用重新评估法，有意识地提醒自己内德曾经帮了他很多忙。保罗花了好几分钟才抑制住自己的公平反应。这耗费了很大的努力，但一切都是值得的。内德倾诉完之后感觉好多了，保罗也没有陷入对其情绪反应的映射中去。整个过程没有愈演愈烈，反而缓和了彼此的情绪。内德现在感觉好多了，开始和保罗分享他早先的一个想法，这是内德在把保罗视为敌人时不会分享的内容。

“你看，保罗，事情是这样的。你没有考虑到这个项目的硬编码部分。我在这方面有经验，你给客户的这部分报价太低了。为什么不让我在项目的这个方面做点咨询工作，充当你的顾问呢？我不会收很多钱，毕竟我不直接做编程工作，但是我可以通过制订更准确的方案帮你省下很多钱。我已经能看到帮你多赚几千美元的办法了。”

“这主意听起来不错。”保罗回答道，“而且有你在，也许可以减少客户对我单枪匹马上阵的顾虑，毕竟我只是一个小公司。我们一起合作也许会有更大的影响力。”

电话打完了，双方同意在下一次见客户之前商量好咨询工作的合理酬金，这样内德就可以加入与客户的面谈了。挂了电话，他们都如释重负，同时也为将来的合作感到高兴。开放和互信的谈话提升了双方大脑中的催产素水平。

保罗听到米歇尔打开了客厅里的电视机。他本想督促她写作业，但想起了他们之前在作业问题上达成的协议。于是他走过去问米歇尔有没有什么想吃的。这一举动让米歇尔感到惊讶，她脸上的表情让保罗觉得自己做对了。他递给米歇尔一杯饮料，然后和她一起看了 10 分钟电视。儿童情景喜剧让他们开怀大笑，他们享受了一段美好的亲子时光。

认识大脑

- 公平感是一种主要奖赏。
- 不公平感是一种主要威胁。
- 把公平感和期待联系起来看，会帮助你理解为什么陌生人的善举如此令人愉快，而被身边的人背叛则会如此令人情绪激烈。
- 当应对不公平的情况时，需要标记法和重新评估法。
- 对于那些不公平的人，男性在看到他们痛苦时不会与之共情，而女性则会。
- 惩罚不公平者是一种奖赏，而让他们免受惩罚会让其他人产生不公平感。

脑力善用

- 在与人交往时要开诚布公。记住，不公平感一触即发。
- 寻找一些提升公平感的方法，比如做志愿服务或定期捐钱捐物。
- 别让不公平者逃脱惩罚。
- 注意，公平感有时会与其他感受联系在一起，比如不确定感、自主感和连接感。这种情况下的情绪反应尤为激烈。

场景十二：
地位之争

现在是下午 4 点。让整个团队乱成一锅粥的电话会议在一小时之前就结束了。埃米莉想先干点别的工作，但她满脑子都是会议上那些没有答案的问题。她想整理一下思绪，但放眼望去都是僵局。她整理了几分钟电子邮件，该删的删，该归档的归档。直到她的导演终于开工，她才意识到自己在逃避一个必须打的电话。

当拨通科林的电话时，埃米莉内心有个微弱的声音提醒她要先调整好心理状态，但愤怒淹没了这个警报声。她仍然对科林惹恼利萨的行为感到非常生气。

“我就知道你会打电话过来。”科林说。

埃米莉觉得此时鲁莽行事肯定不对，但这种感觉已经被另一种更强烈的情绪淹没了，即觉得科林的所作所为不公平。“你为什么要那样做?”她大声质问。

“我做什么了？不就是开了个玩笑吗？她就较上真儿了。这不能怪我。她通常都是开得起玩笑的。我以前开过更过分的玩笑都没什么问题。”

“但你知道这次不一样。”埃米莉回答。

“你别老是针对我，这又不是我的错。”科林说，“为什么要来说我啊？明明是利萨在发疯。我什么都没做错。”

“科林，我以为你是站在我这边的，”埃米莉说，“我本想把这次大型会议交给你负责，但你在其他团队成员面前表现成这样，让我怎么把它交给你？别人会觉得我偏心。”

“我本来就是站在你这边的。你什么意思啊？”科林回答道，他的情绪也开始有点失控了。随着科林和埃米莉在对话中变得充满攻击性，他们站在对方立场上思考的能力大大下降了。

“那你为什么表现得跟个混蛋似的？”埃米莉问道。

话一出口，埃米莉就知道糟了，她在潜意识中已经预见到了后果，但说出去的话覆水难收。尽管如此，科林的反应之激烈还是让她大吃一惊。

“你不能仅仅因为我们之前共事过，就对我招之即来、挥之即去！你自己也不是什么好人！”科林低沉着声音缓缓说道，像一只龇着牙的狗在低声咆哮。

“对不起，对不起，我今天过得也很糟糕。你知道，我刚升职，头几个星期做得确实不太好。”

埃米莉并不真的感到抱歉，所以她很难糊弄善于阅读社交线索的大脑。科林没有像她希望的那样后退一步。相反，他察觉到埃米莉暴露了弱点，并由此展开了攻击。“听着，别跟我抱怨你的升职，是你自己想升职的。想让别人取代我在这个团队中辛苦奋斗得来的位置，没门儿。我在这里工作的时间最长，所以理应负责这次大型会议。这不光关系到年终奖，我在这里任劳任怨，这是我应得的，而且……”

埃米莉插嘴道：“没错，你一直都很卖力，但这并不意味着你理应获得……”

“别来教训我，”科林打断了她，“我在这里工作的时间比你长得多。”

埃米莉尝试让步，但梁子已经结下了。他们长期而稳固的合作关系在她升职仅一周后就迅速破裂了。埃米莉从来没有想到，管理别人原来这么难。

就这样吵来吵去了 15 分钟后，埃米莉和科林决定暂且搁置这个问题，过几天再说。埃米莉放下电话，呆呆地盯着计算机屏幕，觉得自己比打电话之前还要迷茫。她在想自己是不是漏掉了什么见解，所以才没能理清科林的问题。

埃米莉又拨通了利萨的电话。

“我知道你已经尽力了。”电话一接通，埃米莉就说道。她这次有意想要表现得更加“圆滑”一些。

利萨叹了口气，然后开始说：“你知道，我其实不想攻击科林。但他在一个新人面前那样说我，我不能不回击。”

埃米莉试图与利萨讲道理，恳求她打电话给科林示好。但利萨坚持认为，科林才是那个应该主动示好的人。

这下埃米莉不知道该怎么办了。没错，他们都经常被科林的玩笑逗乐。但科林今天也确实太过分了。似乎每个人都有错，但谁也不愿意先承认错误。

“利萨，我应该做些什么来弥补这一切呢？”埃米莉问道。

“别担心了，事情总会解决的。我们仍然会一起合作。不是一定得成为好朋友才能共事的。”

利萨只说对了一半。你不一定得和别人成为好朋友才能把工作做好。但把合作伙伴当作敌人肯定是不舒服的，在工作中还很容易出错，因为高度的威胁感导致你们不愿意共享信息，更不用说还有其他副作用。埃米莉现在面临着一个巨大挑战。她团队中的多数人把其他人看作敌人。之所以产生了这种敌对反应，不仅仅是因为她没有安排好会议。这只是一部分原因。通话过程中还有一些其他因素让大家产生了强烈的威胁反应。科林、利萨和乔安妮都感到自己最宝贵的财产之一受到了威胁：他们的地位。而在试图解决这一问题的过程中，埃米莉又进一步威胁到了科林的地位。

与连接感和公平感一样，地位感也是社会行为的一大主要驱动力。人们会花费巨大的代价来保护或提高自己的地位。地位提高的感觉能比金钱带来更大的奖赏反应，而地位下降则会让人觉得自己朝不保夕。地位感是另一种主要奖赏或威胁。大脑中用来管理地位感的回路和用于管理其他基本生存需要的回路大致相同。

维持现有地位

威尼斯总督府是有史以来最奢侈华丽的权力中心之一，它的大部分设施至今仍然保存完好。在这座宫殿的中心位置有一个不同寻常的房间，其中从地板到天花板都是抽屉，里面存放着成千上万份文件。这些珍贵的文件已经在这里存放了数百年，但它们与金钱没有关系，至少没有直接关系，因为它们记录的是这个城市中每个人的“地位”。

如果你是几百年前的威尼斯人，这些文件当中肯定会有一份记录着你是谁的后代，你的父母又是谁的后代，以及你和皇室、商贩或其他重要人物有什么样的关系。这份文件也会含蓄地写出你住在哪里、吃什么样的食物、受过多少教育、是否被人信任、受到多少关注，甚至会活多长时间。时至今日，这一切并没有发生多大的变化。如今，无论你是流行歌手、顶级运动员还是首席执行官，更高的社会地位依旧会带来更高的生活质量。只是保存记录的方式发生了改变。记录的工作现在由八卦杂志负责。

地位解释了为什么人们会在寒风凛冽的早晨排数小时的队，只为了获得一本由名人签名的新书（他们可能根本就没打算看这本书）。地位解释了为什么人们遇见比自己过得差的人时会感觉良好，即有“幸灾乐祸”的感觉。一项大脑研究表明，当人们看到别人过得比自己差时，大脑中的奖赏回路会被激活。地位解释了为什么人们喜欢赢得争论，即使这场争论本身毫无意义。地位解释了为什么人们会花高价购买设计师品牌的内衣裤，尽管类似的内衣裤只要用其零头就能买到。地位还部分解释了为什么那么多人玩网络游戏，除了获得积分提高自己在游戏中的地位以外，这些游戏完全没有什么显而易见的好处。地位甚至解释了为什么某些科技公司能让数千人为其免费工作，做一些计算机做不到的任务——他们让人们在给照片打标签这类任务上相互竞争。

地位是相对的，当你觉得自己比另一个人“过得好”时，地位上的相对优势就会给你带来奖赏反应。对于周围人的社会等级，你的大脑持有复杂的图谱。研究表明，当你与他人交流时，你的大脑就会创建代表你自己和对方地位的图谱，而这会影响你与对方的互动方式。一项研究显示，我们对自己在“社会阶梯”上的位置判断得非常准确。

社会地位的变化会改变数百万神经元的连接方式。科林不得不改变他大脑的大量回路，才能习惯自己与埃米莉的新关系，即埃米莉成了他的上司。在这一场景中，他大脑中的部分改变还未完成。假设你伴侣的薪水平生第一次超过了你，你就会感受到大脑回路中的大规模变化，而这可能会给你们带来一些有趣的挑战。

很多公司组织会建立复杂而明确的等级制度，然后试图用升级的承诺来激励人们工作。我知道一家公司在员工从 4 级晋升到 5 级之前，不允许员工把办公桌对着窗户摆放，哪怕他就挨着一个 5 级的同事坐着。市场营销部门在广告中主要利用两种手段来调动人们的情绪：一种是恐惧，另一种就是对提升地位的承诺。

尽管商家努力把地位跟你开的车或者戴的手表联系起来，但实际上，对于地位的评价并没有放之四海而皆准的标尺。当遇到一个陌生人时，你可能会根据谁更年长、更富有、更强壮、更聪明或更幽默来衡量彼此的地位。假如你是太平洋某个小岛上的居民，则会根据体重来衡量地位。但不管你使用的是哪种评价体系，当你感到自己的地位提升或下降时，都会产生强烈的情绪反应。无论是个人还是团体，甚至是国家，几乎都会不惜一切代价保护或提升自己的地位。提升地位的渴望促使人们忍耐不可思议的压力。对地位的追求既带来了许多丰功伟绩，也造成了很多不必要的破坏。

当地位下降时

与所有的主要需求一样，地位感带来的威胁反应比奖赏反应更强烈，也更常见。仅仅是和你认为地位较高的人说话，比如你的上司，就会激活你的威胁反应。感觉地位受到威胁就好比感到大难临头。这是一种本能反应，血液中的皮质醇水平会上升，边缘系统也会消耗大量资源，抑制你清晰思考的能力。在电话会议上，科林觉得自己的地位受到了威胁，因为团队没有承认他的资历。埃米莉在这个场景中使用的第一句话就让情况变得更糟了："你为什么要那样做?"这种质问的隐含意思是对方做错了。科林在电话会议上就已经感到了地位受威胁的苗头，所以埃米莉不经意的一句话就火上浇油了。科林的激烈反应让埃米莉很吃惊，因为她不知道科林一开始就觉得自己的地位受到了威胁。

加州大学洛杉矶分校的社会神经科学家内奥米·艾森伯格（Naomi Eisenberger）想研究，当人们感到被他人排斥时，他们的大脑中会发生什么。在她设计的实验中，被试一边玩一款球类计算机游戏 *Cyberball*，一边接受功能性核磁共振成像的大脑扫描。这个游戏会让玩家想起过去在学校操场上的不愉快经历。"被试以为他们是在通过互联网与另外两个真人玩家玩传球游戏。"艾森伯格解释道，"他们能看到屏幕上分别代表自己和另外两个玩家的虚拟形象。然而在游戏进行到一半时，被试会看到另外两个玩家只给对方传球，却没有人给被试传球。"每当我对着一屋子人讲到这里时，总会有听众发出"哎哟喂"的声音。被排除在外，或者被认为"不如"他人，是一种普遍让人感到痛苦的体验。

这个实验让大多数被试产生了强烈的情绪。艾森伯格说："我们发现当人们感到被排斥时，前扣带回皮质的背侧区域很活跃，这个神经区域跟感到痛苦有关。对于被排斥感最强烈的人，这个区域的活动水平也最高。"被排斥和被拒绝会引发生理性的痛苦。"不如别人"的感觉与生理性疼痛所激活的脑区是相同的。艾森伯格的研究显示，在这个引发社会性疼痛的实验中，五个不同的生理性疼痛脑区被激活了。社会性疼痛和生理性疼痛一样痛苦，因为这两者对大脑来说并无二致。想一想当有人对你说"我可以给你提点儿意见吗"时，你所感受到的心里一沉的感觉。这种感觉很像在单独走夜路时觉得后面有人尾随并要攻击你。虽然也许没有那么强烈，但这两者是同样的恐惧反应。关于大脑的这一发现解释了为什么科林表现得像一只龇着牙的狗：他的大脑认为有人要攻击他。

由于地位下降会带来强烈反应，许多人不遗余力地避免让自己的地位受到威胁。比如，他们会远离任何自己不擅长的活动。再加上由于大脑对新鲜事物的态度，可能会导致他们避免所有的新鲜事物。这会对他们的生活质量造成很大的影响。这种**情景选择**对你很不利。

由于地位带来的威胁反应如此强烈，在这些情况下进行重新评估可能会很困难，除非你在情绪刚开始酝酿的几秒内就进行标记和重新评估，才能避免被情绪裹挟。

在这个场景中，科林对地位问题做出的反应是战斗。他立刻攻击了埃米莉的地位，扔出一句："你自己也不是什么好人！"他还攻击了埃米莉的资历，指出埃米莉来公司的时间比他晚。在比自己年轻的人手下工作很容易让人自动产生受威胁感，除非你积极地从另一个角度看问题（也就是重新评估），比如兴致勃勃地向年轻一代学习。

科林不仅有战斗反应，还有逃跑反应。他的身体虽然没有逃跑，但他在心理上逃跑了：他逃避了思考。如果他停下来思考一下目前的情况，就会发现有些玩笑只适合当面讲，不适合在电话里说。

认为自己的地位可能下降所带来的威胁反应可以自行持续多年。人们极力避免“出错”，小到文件上的一个笔误，大到对重大战略的错误判断。想一想那些出了问题的企业并购案，之前负责拍板的高管们会极力推卸责任。人们不喜欢做错事，因为做错事会降低自己的地位，而这会让人感到受威胁和紧张不安。

当你一口咬定自己是对的、对方是错的时，就意味着你不会再倾听对方的话，而对方也会把你视为威胁。一个恶性循环就这样出现了。利萨坚持认为科林应该主动示好，因为她觉得自己是对的，而科林无疑也有同样的感觉。对人们来说，“自己是对的”常常比其他任何事情都重要，哪怕这种坚持的代价是金钱、人际关系、健康，甚至生命。

除了会自行持续多年以外，地位威胁感的另一个问题是它很容易被激发，很小的事情也能让人产生强烈的威胁感。想象你在和一个同事开会，他提出要跟进你的项目，而在此之前这种事情在你们之间从未发生过。你很可能会把他的提议诠释为对自己地位的威胁：“他是不是不信任我？他在检查我的进度吗？”你的威胁反应可能会驱使你说出一些对事业发展不利的话。请记住，边缘系统一旦被唤醒，你就很容易捕风捉影并产生悲观的想法。仅仅是和上司讲话就会激起人们的威胁反应。哪怕你只是随口问手下的人今天过得如何，也可能会带给他们想不到的情绪压力。

细想工作和生活中的许多争论和冲突，其核心都是地位问题。当感到地位受到威胁而产生情绪波动时，你越能及时地标记情绪，就越容易冷静下来重新评估，并做出恰当的反应。当涉及地位问题时，导演可以发挥很大的作用。但在帮助别人认识到这个问题时，你得保持谨慎，毕竟在会议上直言“你有这样的感受是因为你觉得自己的地位受到了威胁”可能不是个好主意。

当地位上升时

我采访过一位国际芭蕾舞演员，她曾经是伦敦皇家芭蕾舞团的成员。她告诉我，当她在一个世界级的舞团中时，作为众多舞者中的一员，她经常感到无聊和沮丧。但自从她转入家乡的一个不太出名的小舞团之后，一切都改变了，她现在是领舞。她说：“我终于是舞团中收入最高的舞者了，每一次演出我都站在舞台最前面。当站在最前面时，你就不会感到厌倦了。所有目光都集中在你身上，整个舞台都是你的，你会感到棒极了。”

对灵长类动物社群的研究表明，地位较高的猴子每天的皮质醇水平更低，他们的身体更健康，寿命也更长。这可不仅仅是在讲猴子。迈克尔·马尔莫（Michael Marmot）有一本叫作《地位综合症》（*The Status Syndrome*）的书，说明了即使在控制了教育和收入变量之后，地位也是决定一个人寿命的重要因素。更高的地位感不仅让你感觉良好，也会给你带来切实的回报。

不仅是较高的地位感会给你带来奖赏反应，每一次感到自己的地位上升也会产生奖赏反应，哪怕地位只上升了一点儿。一项研究表明，即使用单调的录音对孩子说“干得好”，也能激活他们的奖赏回路，其效果不亚于获得一笔意外之财。即使是一点儿地位提升，比如在纸牌游戏中赢过别人，也会让你感觉很不错。我们天生就会因为任何程度的地位提升而感到被奖赏。世界上很多伟大的故事（以及电视上那些不那么伟大的故事）是围绕地位而展开的，它们往往基于两个主题：要么是平凡的人实现非凡的成就（给你一种希望，觉得自己有一天也会获得更高的地位），要么是伟大的人也会做平凡的事情（让你感觉自己虽然很普通，但和那些地位高高在上的人在本质上是一样的）。即使只是点燃希望，让你觉得自己的地位某一天会得到提升，也会带来奖赏感。

地位提升是世界上最棒的感觉之一。它会让你的多巴胺和血清素水平上升，你会感到更快乐，而皮质醇水平则会下降，这是压力降低的标志。睾酮水平也会上升，这能帮助你集中注意力，感到更加强大和自信，甚至提升性欲。

凭借多巴胺和其他“快乐”神经化学物质水平的提高，地位提高会增加大脑中每小时建立的新连接的数量。这意味着，与地位低下的感觉相比，更高的地位感能帮助你更轻松地处理更多信息，包括那些微妙的概念。随着积极情绪的增加，威胁反应也减少了，这让前额皮质有更多的资源帮助你在多个层次上进行思考。这意味着，当你觉得自己的地位更高时，就有更多机会在需要时激活你的导演。

地位感更高的人更能够贯彻执行自己的意图——他们有更强的控制力，也能从他人那里获得更多支持和关注。处于高地位的状态有助于你按照大脑所期望的方式建立联系，这会让你进入向上螺旋，获得更多积极的神经化学物质。这可能就是"一顺百顺"的神经化学反应。

追求和维持高地位

维持高地位感似乎是大脑在潜意识中无时无刻不在做的事情。你可以通过各种方式来提高自己的地位感，比如觉得自己更聪明、更有趣、更健康、更富有、更有正义感、更井井有条、更健康、更强壮，或者在其他任何方面比别人强。关键就是要找到一个你觉得自己"高于"别人的地方。

如果你把大多数公司的每周例会录下来观察，会惊讶地发现，人们说的大部分话都是为了提高自己的地位或者贬低其他人的地位。这种普遍的抬杠现象犹如兄弟姐妹争宠的公司版本，很大程度上是在大家不知不觉中发生的，浪费着全球数十亿人的认知资源。

持续的地位之争还有其他的坏处。虽然竞争可以让人们集中精力，但在地位之争中总有失败者。这是一个零和游戏。如果每个人都在为更高的地位而战，他们就会充满竞争感，并把其他人视作威胁。因此，地位之争会影响到连接感，让人们无法很好地合作。显然，减少工作场所中的地位威胁是有益的。

埃米莉在与科林通话时尝试了一种可能的策略。当发现科林感受到威胁时，她试图放低自己的姿态，说：“我今天过得也很糟糕。你知道，我刚升职，头几个星期做得确实不太好。”许多人会凭直觉这样做，以试图达到某种“平衡”，但并不知道自己这样做的原因。如果你感到自己的谈话可能会给对方带来威胁感，尝试放低自己的姿态也许能让对方感到自在一些。虽然这招对科林没有起作用，但放低姿态的策略有时确实能够缓和对方的受威胁感。

另一个策略是让对方觉得自己的地位有所提高。给予别人积极的反馈，指出他们做得好的地方，尤其是公开地这样做，会给他们一种地位提高的感觉。问题是，除非你有一个强大的导演，否则给别人积极反馈可能会让你自己感到受威胁，因为地位的相对位置产生了变化。这可能解释了为什么尽管员工普遍希望得到更多积极反馈，但上司们总是偏好更安全的“欠缺模式”，即指出人们的缺点、错误和业绩不足，而很少肯定他们的优势。

这两种策略——放低自己的姿态和抬高别人的地位——只能帮助别人提升地位感，而且可能威胁到你自己的地位感。那么，如何在不伤害儿童、动物、工作伙伴和你自己的情况下，提升自己的地位感，以增强信心、提升智慧、改善表现呢？

到目前为止，我只找到了一个不使用药物的好方法，那就是“和自己比”。为什么提高自己的高尔夫杆数、在社交网络上的点赞数或《魔兽世界》中的等级让你感觉这么好？这在很大程度上是因为你提高了自己相对于别人的地位，这个“别人”是一个你非常熟悉的人，也就是过去的自己。“当你意识到别人是别人时，就同时拥有了自我意识。这两种意识是一体两面的。”马尔科·亚科博尼（Marco Iacoboni）解释道。思考自己和思考别人使用的是相同的回路。当你把过去的自己当作“别人”，然后尝试过得比他/她好时，就在不伤害任何人的情况下获得了地位感提高所带来的力量。

我们再来想想埃米莉和她的新团队。大家对埃米莉已经感到很不舒服了，毕竟以前地位相当的人现在成了上司。如果埃米莉老是打地位牌，试图显得自己比团队的其他成员更优越，只会让事情变得糟糕。但如果她专注于提升自己的能力，而不是试图压过同伴，其他团队成员就不太可能把她视为威胁。与过去的自己作比较让你既能感到地位不断提升，又不会威胁到其他人。如果你还同时与他人分享着你的进展（和遇到的挑战），也可以增加连接感。我感到许多成功人士都充分明白这一点，并经常与过去的自己竞赛。

与自己作比较需要你了解自己，而这得用到一个强大的导演。但当你专注于自己的成长时，也会锻炼出一个更强大的导演。我有个大胆的想法：与自己作比较的一种方式是，努力提升自己对大脑状态的识别能力，练习更快地进行标记和重新评估、更快识别他人的状态，以及在需要时更快地平静下来。当你提升自己的这些技能时，就提高了自己的地位，并且没有威胁到其他人的地位。当你分享自己的过程体验时，会增加别人对你的连接感，同时锻炼自己的导演。当然，你也会做出更好的决定，更自如地应对压力，以及更好地与他人合作。

运用 SCARF

读到这里，你可能已经注意到，在之前几个场景中讨论的许多主要奖赏和主要威胁有共同的特点，并且以多种方式相互联系。例如，在那次倒霉的电话会议上，科林不仅仅感到地位受威胁，还体验到了不确定性、缺乏自主感以及不公平感。

在写作本书的几年里，我注意到了一个令人惊讶的模式。我发现大脑将五个领域的社交体验视为生死攸关的问题。我把这些领域汇集成一个模型，称为 SCARF 模型（见图 12–1），代表地位（status）、确定感（certainty）、自主感（autonomy）、连接感（relatedness）和公平（fairness）。该模型描述了人际关系中大脑非常重视的主要奖赏或主要威胁。了解这五个要素可以强化你的导演，因为这是一个把无意识经验用语言描述出来的过程。这让你能够实时地识别这些体验，甚至能够提前预测自己会在什么时候产生强烈的威胁反应。

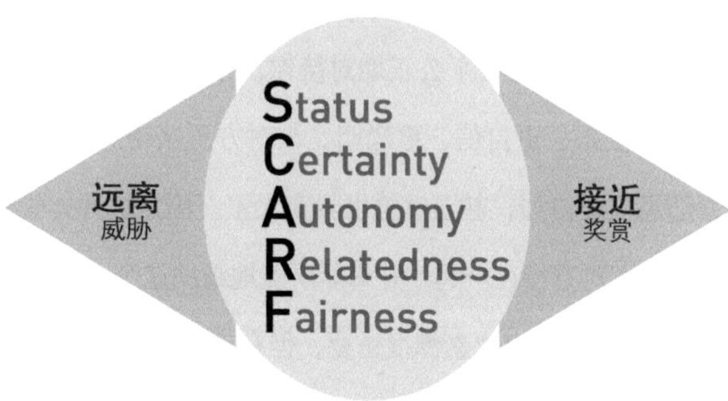

图 12–1

就像科林在与埃米莉通话时所遇到的挑战一样，生活中一些最强烈的情绪反应涉及 SCARF 模型中的多个要素。想象一下，你的地位在公开场合受到了不公正的攻击，而你对此既无法理解，也无能为力。经历过这种事（比如在工作中受到不公平对待，或者你认为是朋友的人公开造你的谣）的人会发现，这些事件带来的伤痛可能需要多年才能愈合。2008 年，一项关于社会性疼痛的研究发现，当回想令你受伤的社交事件时，你会再次体验到当时的社会性疼痛，而生理性疼痛则不会这样。所以从理论上来说，比起在公开场合攻击某人，干脆给他的手臂来一拳可能是一种更“温和”的惩罚方式。（当然，我不是在纵容任何意义上的身体暴力，只是在提出一个观点。）

从积极的角度来看，如果你能够同时提高自己或别人的多个 SCARF 要素，就有了一个强大的工具，不仅可以让自己 / 别人感觉很好，还可以提高自己 / 别人的表现。试想一下，当你和某人交往时，如果对方让你发现自身的优点（提高你的地位）、清楚地表达对你的期望（增加确定感）、让你自主做出决定（增加自主感）、给予你亲切的关怀（增加连接感），还公平公正地对待你，你会有什么感觉？你会感到更平静、更快乐、更自信、更聪明、与对方更亲密。你能够对世界上的丰富信息应对自如，甚至感觉世界变大了。因为这种体验棒极了，所以你会想多和对方待在一起，并竭尽所能地帮助这个人。

尽管 SCARF 的所有要素都很重要，但在这个场景中让埃米莉陷入麻烦的主要还是地位问题。让我们来看看在埃米莉了解人们对保护自身地位的深层次需求之后，事情会发生怎样的变化。

重演：地位之争

现在是下午 4 点。整个团队乱成一锅粥的电话会议在一小时之前就结束了。埃米莉想先干点别的工作，但她满脑子都是会议上那些没有答案的问题。她想整理一下思绪，但放眼望去都是僵局。她整理了几分钟电子邮件，该删的删，该归档的归档。直到她的导演终于开工，她才意识到自己在逃避一个必须打的电话。

当埃米莉正要拨打科林的电话时，内心有个微弱而遥远的声音让她再等一等，再准备一下。但这个信号转瞬即逝。对于科林惹恼利萨的行为，埃米莉简直气得失去了理智。埃米莉的导演再次提醒她等一等、想一想，不要冲动，至少先听一听内心那个微弱的声音。埃米莉怒火中烧，她知道此刻的自己需要其他人的帮助才能平复心情，否则就会犯下错误。她抑制住了打电话给科林的冲动，转而打给正在工作的保罗，希望得到他的帮助。埃米莉向他讲述了自己艰难的下午。标记这个情况产生了一点儿作用。她问保罗孩子们的情况，以转移注意力，这样也许就能进入积极的心理状态了。

保罗给她讲了自己和米歇尔共度的亲子时光，埃米莉觉得自己的催产素开始发挥作用，皮质醇水平也下降了。虽然目前还没有研究证明人们是否可以感觉自己的神经递质水平上升，但这不是重点：期望自己冷静下来，会帮助你真的冷静下来，这就是期望的力量。谈论孩子让埃米莉平静和快乐了一些。几分钟后，埃米莉获得了一个见解。她意识到科林感到自己的地位受到了威胁，而且他和利萨都陷入了孰是孰非的争论当中。她想到了一个计划，于是感谢了保罗，然后给科林打电话。

“我就知道你会打电话过来。”科林说。

“科林，我犯了一个严重的错误。我没有安排好电话会议，结果让你觉得自己在同事面前蒙羞。你一定感觉很不好，我觉得很抱歉。我刚上任两个星期，还没有适应。”

科林很吃惊。他本来已经做好了大吵一架的准备，埃米莉的话完全出乎他的意料。他深呼吸了几下，尝试改变自己的状态。在此之前，他还不清楚该如何描述自己当时的感受，但听了埃米莉的话，他就没那么焦虑了，因为他现在知道自己之前为什么那么生气了。

埃米莉觉得再做一些努力就能说服科林了，于是继续说：“科林，没有安排好电话会议是我的错，我应该让大家先彼此熟悉起来，而不是让你置身于那种情况之中。”

如果科林再和埃米莉争论，似乎就太不公平了。她已经承认了自己的错误，通过放低自己的姿态而提高了他的地位。虽然这看上去对埃米莉很“不公平”，但这是她主动采取的策略。一切都在她的掌控之中，因此她自己的地位感没有受到影响。毕竟她的工作不是担忧自己的感受，而是组建一个团队，让每个成员都发挥出最佳的表现。

“行吧，看来我不得不原谅你了。”科林用开玩笑的口气说。随着紧张气氛的缓解，两个人都松了一口气。

自电话会议结束以来，科林一直在担心会发生可怕的后果。由消极期望产生的强烈“远离”反应现在被一个意外的奖赏反应取代了，即他的地位回升了。这种互动使他的多巴胺、催产素和血清素水平都有所上升。埃米莉和科林之间又有了连接感，他们在电话中继续对团队以及接下来会负责的项目进行了讨论。

在讨论另一个项目的过程中，科林同意给利萨打电话道歉。他意识到自己当时的言论并不合适，因为像这样的玩笑只适合面对面讲。在没有威胁反应的情况下，承认这一点就不那么困难了。

半小时之后，利萨给埃米莉打来电话，说她和科林已经重归于好了，还开始共同计划一些新的活动。埃米莉很高兴自己理解了大脑对于维持地位的深层次需求，现在她能够更好地应对微妙的社交场景了。否则，事情的结果可能大不一样。现在是时候下班回家，与家人们共度时光了。

认识大脑

- 无论在工作还是生活中，地位感都是行为的一大驱动力。
- 感到自己的地位提升，哪怕只有一点儿，也会激活你的奖赏回路。
- 感到自己的地位下降会激活你的威胁回路。
- 仅仅是与上司或其他地位更高的人说话，都会激活威胁反应。
- 人们非常注重保护和确立自己的地位，也许地位感是 SCARF 模型中最受人们关注的要素，至少在组织里是这样。
- 不存在一个衡量地位的固定标尺，有无数种方法能让你觉得自己比别人强。
- 当每个人都陷入地位之争时，连接感就会受到损害。
- 由于思考自己和思考别人用的是相同的回路，你可以让大脑学会和过去的自己相比较，以获得地位提升感。

- 和过去的自己作比较能够在不威胁到他人的情况下提升自己的地位感。
- 地位是五大主要奖赏和主要威胁之一。SCARF 模型中的五个要素分别是：地位（status）、确定感（certainty）、自主感（autonomy）、连接感（relatedness）和公平（fairness）。

脑力善用

- 关注别人是否感到地位受到了威胁。
- 通过放低姿态，比如分享自己的经历或错误，来减轻地位威胁感。
- 通过给别人积极的反馈来减轻地位威胁感。
- 找到与自己作比较的方法，积极关注自己的任何提升。即使一点儿提升也能带来愉悦且有益的奖赏感。
- 和过去的自己作比较，努力加深对自身大脑的理解，可以有效改善你的表现。

第四幕
推动改变

改变很难，推动他人改变更难。研究表明，与我们之前认为的相比，我们对其他人的影响力更大，但控制力更小。在最后一幕中，故事的角度会稍有改变。我们的关注点不再是了解你自己的大脑，而是如何运用你掌握的知识来改变他人——首先是改变一个人，然后是改变一个团队。

大脑在外部因素的影响下每时每刻都在变化，但是通过转移注意力也可以改变它。将他人的注意力从受威胁状态转移到你想让他们关注的事情上，正是改变他人的难点和核心所在。

在第四幕中，保罗会了解到为什么让别人按他的意愿行事如此艰难，并发现一种更轻松、更快捷地改善他人表现的方法。随后埃米莉和保罗会回到家中，发现改变团体内部的互动方式非常困难，并学会在多元文化氛围中创造改变的新方法。

场景十三：
当他人毫无头绪时

现在是下午 4 点半，保罗收到供应商埃里克发来的邮件，内容关于他们合作的学校项目。埃里克在邮件中说，这个项目进度太慢了，学校校长对此不太高兴。保罗本想用邮件回复，但他想起了今天早些时候和内德沟通的教训，所以决定还是给埃里克回个电话。

埃里克在接起电话时内心充满防备。这是他和保罗合作的第二个项目，他想表现得好一点。他解释说，项目支出超出了预算，截止日期已经过了四周，项目却还没有完成，这全都是因为客户的需求总是在变。出于对自身地位的担忧和对保罗会如何反应的不确定性，埃里克的边缘系统过度唤醒了。

保罗此时也不在状态。他在社区数百位家长面前的声誉岌岌可危，这让他也产生了深深的地位威胁感。而一想到要面对校长，几十年前惹了麻烦去见校长的边缘回忆又冒了出来。保罗真想冲着埃里克大吼，但他知道愤怒只会让事情变得更糟。

“那么，到底是哪里出错了？问题出在哪儿?”保罗一边压抑情绪，一边问道。

“你看，这不是我的错，”埃里克回答道，“客户总是中途改变主意，他们每改一次主意，我们就得做更多的工作。如果他们不知道自己想要什么，我也没办法。”

“是这样的，埃里克……”保罗停顿了一下，他在思考如何以最好的方式给埃里克一些反馈意见。他想起有本书提到过“反馈三明治”的做法，于是他试着先从积极的方面开始，把反馈内容包装一下。“埃里克，在我们合作的第一个项目中你做得很好，但这个项目有点儿糟糕，我相信这次你也是可以做好的，真正的问题在于——”

埃里克打断了他：“你的意思是，这是我的错？你知道客户中途改变了主意，你当时也在场。”他因为愤怒而抬高了嗓门。尽管保罗说了几句肯定他的话，但埃里克的边缘系统早已做好了战斗的准备。除了感到地位受威胁以外，埃里克还觉得保罗很不公平。

保罗感到自己的怒火在往上窜。如果他思路清楚的话，可能就不会给埃里克这些反馈了，但现在这些反馈已经让事情变糟了。此刻他们来到了谈话的转折点：如果保罗任由自己意气用事，那么两人之间可能会爆发无休止的争吵，那将是他们在合作的这几个月里第三次争吵了。他停顿了一会儿，让自己的导演观察现场，看看有没有其他解决方法。经过一番努力，保罗进行了重新评估。他把关注重点放在埃里克还是个新手这件事上，新手很容易犯大家都会犯的简单错误。假以时日，他仍然会成长为一个不错的合作伙伴。这种重新评估让保罗消气了。埃里克的镜像神经元捕捉到了保罗情绪上的变化，他也开始冷静下来。

保罗试图找出解决问题的新方法。既然直接给予反馈意见行不通，那么他决定帮助埃里克，和他一起找到问题的原因。

“你看——”保罗放慢语速，想让埃里克冷静下来，“我不是要为难你，我相信你已经尽力了。”

“我很感谢你能这么说。”埃里克平静了一些。

“我们来慢慢理顺这个问题吧，一步一步来。”保罗继续说，“你觉得事情出错的原因是什么？”

埃里克详细介绍了过去几周的情况，一直讲到校长今天愤怒地打来电话。在45分钟的时间里，他们从各种可能的角度讨论了这个项目，感觉就像在泥泞中跋涉。但保罗想不出其他方法来找到问题的根源。在把同一个问题反复讨论了四遍之后，他们一致认为这是遇到新客户时常有的问题。虽然这种重新评估有助于先把问题放到一边，但并没有告诉他们现在应该如何应对校长。保罗有些不耐烦了，他想要赶快提出一个解决方案。他建议埃里克给校长回个电话，把原来的项目任务再重新核对一遍。埃里克拒绝了这个提议，他们又争论起来。20分钟后，埃里克答应回去单独想想这个问题。

保罗认为自己知道解决方案是什么：与客户签一份新的合同。如果他能说服埃里克接受他的观点就好了。一个十分钟就能解决的问题却让他们谈了一个多小时。保罗想知道为了与他人合作，花费那么多努力、承受那么多痛苦是否值得。

简而言之，这个复杂的情况就是：保罗和埃里克合作的学校软件项目出了问题，保罗想要帮助埃里克解决问题。埃里克深陷僵局，而保罗自己也因为感到威胁而生气。然后，保罗尝试了书本上教的反馈技巧。但这个策略选错了，特别是在对方已经感到威胁的情况下。然后，保罗尝试用“更理性”的方法来将问题分解开来，结果两人困在细节里，只能原地打转。保罗又提出了一个建议，但埃里克不假思索地拒绝了。

在放弃提供反馈意见后，保罗试着按照逻辑来帮助别人解决问题。他试图理解埃里克问题的根源，然后提出建议。我把这种方法称为帮助别人的“默认方法”。保罗没有意识到，这种“默认方法”对于解决人性问题来说是无效的，甚至还会带来一些不良的副作用。尽管保罗很擅长找出软件的故障，但他需要改变自己的大脑，才能帮助别人提升表现。

反馈意见的问题

想要推动别人改变时，很多人首先会做的就是给予对方反馈意见。然而令人惊讶的是，给予反馈意见很少能帮助他人做出真正的改变。虽然有很多“技巧”可以让反馈意见听起来更圆滑，但人们忽略了这种做法的根本问题：在大多数情况下，反馈意见会让人们产生强烈的威胁感。“让我告诉你别人都是怎么看你的”这句话能够快捷且持续地引发对方的高度焦虑。

保罗最开始尝试的方法是“礼貌”地给埃里克一些反馈意见：他先说一句好话，然后攻击埃里克的地位，接着再说一句好话。在我看来，这就像一个“砒霜三明治”：面包看上去挺可口，但里面仍然是会害死人的砒霜。

过去的十几年里，世界各地的公司都喜欢用“年度总结”的形式给予员工反馈意见。洛杉矶丰田大学的时任院长迈克·莫里森（Mike

Morrison）评论说：“这种年度总结本质上只会连续六天降低员工的表现——员工用三天准备总结，再用三天从中恢复过来。”绩效总结培训手册告诉管理者，要给员工“建设性的反馈意见”。但这种做法的问题在于，无论措辞有多委婉，即使是很微弱的地位威胁也会被我们的社交大脑无意识地捕捉到，就像在田野上嗅食物的狼一样。不管你提的意见多么具有“建设性”，它总是会给人造成打击。结果就是，大多数关于反馈意见的谈话最终演变成人们为自己进行的辩护。你必须找到更好的办法来推动他人进行改变。

问题中的问题

当反馈意见不起作用时，保罗采取的“更好的方法”是深入研究问题，找到问题根源。他希望用理性解决问题。这种推理方法在生活的很多方面都适用，比如找出汽车过热或软件故障的原因，因为汽车和软件是线性系统。但工作中的问题，比如涉及合作和人性的问题，往往是复杂和动态变化的。

想象你在一个陌生的城市里，需要在下午 2 点前赶到机场，飞去另一个地方参加客户会议。你想打车去机场，但不太确定该何时从酒店出发。此时，你的大脑舞台上同时容纳着三个想法：“下午 2 点前到机场”“离开这个城市”和“打车”。从某种意义上来说，你在这三个想法之间制造了一个缺口，然后看看会出现什么信息来填补这个缺口。比如你想到的答案是“下午 1 点出发”。你用的是演绎推理法。对于一个线性场景中的外在问题，这种人们默认的解决方法很有效。到目前为止，一切看起来都不错。

现在到了下午 1 点，你正打算打车。这时开始下雨了，你等了 10 分钟都没见到一辆出租车。你开始忧心自己会错过航班，因为现在改坐公交车或者火车都已经来不及了。你开始埋怨自己，并在自己的大脑舞台上提出了三个新问题：我为什么没想到要看看天气预报？我为什么没想到问问别人怎么去机场？我为什么做事这么没有条理？你试图填补这些问题之间的缺口，找到信息来完善这个回路。在这个过程中，由于你在海马体中搜寻记忆，你的内侧前额皮质被激活了。以这种方式向内集中注意力使你想起了好几件最近让你有压力的事，并且使你重新体验到了这些事带给你的压力。你质问自己的问题改变了大脑的状态，最终你认为问题在于自己最近压力太大了。而此时在外界看来，你好像在做白日梦似的。几步之外，一辆出租车停了下来，一个人从商店里出来，径直就跳了上去，一滴雨都没淋到。你冲那位司机大吼大叫，另一辆空车的司机看见了这一幕，他一把就掉转了方向，免得搭上一位在雨里对着出租车大吼大叫的疯子。情绪激动的你打电话给客户取消会议，抱怨这座城市的交通害你错过了航班，但客户一点儿也不买账。

在这个故事中，你使用演绎推理的方法来解决问题，却产生了意想不到的后果。你让大脑思考问题，结果却把问题带入了大脑。如果你无法很好地标记自己的情绪，而且容易陷入其中，那么让大脑思考问题就会提高边缘系统的唤醒水平，使你更加难以解决问题。“满分十分的话，我感觉我的焦虑程度有八分”跟“这下雨天烦死了，我现在真是一团糟，今天哪儿都不得劲儿”的效果很不一样。毕竟，解决困难问题意味着要解开僵局，就像我们在场景六中了解到的那样，这需要一个平静、积极且开放的大脑。深陷大量历史细节中无法让你的大脑平静下来。

在这个出租车故事中，虽然你在想法之间建立了联系，但这些联系并没有帮助你按时到达机场。保罗和埃里克在钻研项目细节时也发生了类似的情况。他们的确解决了一些问题，但解决的这些问题对于真正的目标毫无帮助。这是问题解决过程中的陷阱之一：解决任何问题都会引发一阵多巴胺分泌，从而让你在这条路上越走越远。关键是要确保你解决**最有用**的问题，而不仅仅是**最有趣**的问题。

尽管对问题追根溯源很有意思，但每当你挖掘到问题根源时，往往会得出这样的结论：工作量太大、资金不够，或没有时间。保罗和埃里克就走进了这样的死胡同，他们认为这是一个“新客户”的常见问题，在遇到新客户时就会“自然发生”。这类答案并没有什么用，更糟糕的是，它们创造的向下螺旋还会让你筋疲力尽。你建立的消极连接越多，你的多巴胺分泌得就越少，你用于解决下一个问题的可用资源也就越少，这导致你建立更多的负面连接。如此循环往复。在这种低能量状态下，所有事情看起来都很困难。你越来越想规避风险，越来越没有行动力。最后，你想做的就只有蒙头睡一觉。你需要一个强大的导演，这样你才能在陷入向下螺旋之前捕捉到自己的错误思路。

如果专注于问题本身如此低效，那为什么人们还经常这样做？一个答案是，这种方法看起来“更安全”。大脑不喜欢不确定性。过去是确定的，而未来则充满不确定性。虽然沉迷于过去可能会让你想蒙头睡觉，但在不确定性中寻找答案就像在深不可测的海洋中潜水。

专注于问题的方式是如此普遍，还有一个原因。每当你向自己或另一个人提出一个问题时，你们从哪里获得信息来填补问题创造出的空白？从大脑中代表过去记忆的数十亿条回路之中。不回首过去，上哪儿去找可以连接的回路呢？大脑中很少有关于未来的回路。从概念上讲，电脉冲更可能沿着现有的路径穿行，因为采取这种路径所消耗的能量要少于开拓还不存在的路径。

寻找解决方法

说回那个在下雨天去机场的难题。看到外面下雨了，你或许可以尝试解决另一个不同的问题：下雨了，在这儿打不到车。我可以去哪里找到出租车呢？这个问题让你关注外部世界，而不是内部世界。专注于外部世界时，你就会注意到附近有很多载人的出租车，并意识到你离地铁站很近，那些出租车可能都在那里下客。当你看到远处有一辆出租车向地铁站驶来时，你就是第一个从路边朝它走去的人。这是因为当你预期这件事会发生时，你脑海中与“驶向地铁站的出租车”有关的神经元会被“点亮”，让你成为第一个注意到微弱信号的人，即使这些信号只是大雨中一辆出租车在百米之外变道时的车灯变化。

这两个场景的结果不同，区别就在于一个关键的决定：把注意力集中在想要的结果（打到出租车）而不是过去的事情上面。关注你的目标，而不是你的问题。

当你专注于结果而不是问题时，大脑几个方面的运作会发生改变。首先，当你专注于结果时，大脑会优先感知与该结果有关的信息（打到出租车），而不是与问题有关的信息（无法到达机场）。你无法同时既寻找解决方案又寻找问题，这就好比让大脑同时做两个大额数字的加法、乘法运算。演员一次只能演一幕，所以当你需要解决方法时，更有用的方式是让人脑去注意与解决方法有关的信息。

当你寻找解决方法时，会从周围环境中广泛地搜寻线索，这会激活大脑右半球，而钻研细节信息则会激活大脑左半球。大脑右半球有助于获得洞察、解决复杂问题。

专注于问题很有可能会激活与这些问题相关的情绪，这会在大脑中产生更大的噪声，进而抑制洞察的浮现。而专注于解决方法则会产生接近情绪，因为你在渴望某些结果。你是在寻求，而非回避。这会提高多巴胺水平，有助于你获得洞察。当你预期自己能够找到解决方法时，这些积极的期望也有助于分泌多巴胺。

综上所述，专注于解决方法可以显著提升获得洞察的可能性，甚至能使你感到更快乐。但专注于解决方法并不是大脑的自然倾向，因为解决办法是未经检验的，因此也是不确定的。你需要努力克服不确定性带来的威胁感。为了把注意力放在找到解决方法上，有时你需要激活导演，否决自己对于问题的关注，温柔地让大脑转向它本不愿意面对的方向。因此，那些没有强大导演的人（或是被威胁反应抑制了导演的人）会本能地更关注问题。

提供建议的负面效果

还有另一个微妙的难题让人们难以专注于寻找解决方法。由于解决问题的过程容易让人筋疲力尽，因此人们很自然地想要节省精力，直奔解决方法。这种策略的问题在于，试图帮助别人解决问题时，人们经常会直接向对方提出一套解决方案。

这就是保罗的做法。面对学校项目的问题，他直接向埃里克建议了一套可能的解决方案，然后埃里克断然否定了这个方案。这里的问题在于是谁提出了这套解决方案。提出建议的做法让保罗看起来比埃里克更聪明，这影响了他们的相对地位，并引起了埃里克的抗拒。保罗提出的方案越好，埃里克就越抵触。这听起来很奇怪（当然也有例外，比如忘记密码或是了解一些基本信息的时候，因为这种问题提出来显得有点儿侮辱智商）。给建议的做法也威胁到了埃里克的自主感：他无法自主决定选择哪一种解决方案了。

如果埃里克自己想出了一个解决方案，他的地位感和自主感就会提高，甚至确定感也会提高。他想到的新颖见解也会让他的精神状态为之一振。"啊哈"体验比"a-duh"体验激动人心得多。洞察带来的积极心态也会帮助埃里克克服因改变做事方法而产生的不确定感。

尽管提供建议通常是无效的，但人们还是急于向别人提供解决方案，因为等待别人自行想出办法实在是个磨人的过程。首先，你必须抑制住自己上手解决问题的冲动，而抑制是一个非常耗能的过程。这就像看着别人做填词游戏，你知道答案但是不能说，多么痛苦啊！你还必须忍耐不确定感，因为你不知道对方会想出什么样的方案。由于是对方在做选择，因此你还会缺乏自主感。另外，万一对方想出了你没有想到的好主意，你还会体验到地位威胁感。

这太讽刺了。表面上看起来，帮助别人解决问题让你费了很大的劲儿。各类聪明的商业领袖花上数百万小时努力思考别人的问题，但这些商业领袖越是努力思考，别人就越是感到受威胁，对他们提出的建议就越是不买账。我们得找出更好的办法才行。

从给予建设性的反馈意见（CPF）到促进他人实现积极的改变（FPC）

更好的办法就隐藏在本场景结尾处埃里克的反应里：他想要回去自己想想这个问题。除非他想到了一个符合他自己思路的解决方案，否则他不会采取行动。在目前过度唤醒的状态下，他不假思索就拒绝了外人的提议。由于埃里克被困在僵局里，因此保罗需要帮助他产生洞察，以解决这个问题。既然保罗不能直接提出建议，那他为什么不能给埃里克一些思考的线索，或者把好建议包装成问题提出来呢？

我们在场景六中认识了芝加哥的斯特兰·奥尔松博士，他是研究僵局的科学家。在一项研究中，奥尔松设置了让被试陷入僵局的场景，然后尝试了两种助人技巧：一种是告诉被试不要思考什么，另一种是告诉被试应该思考什么。奥尔松说："这两种技巧都没多大效果。"奥尔松发现当某人陷入僵局时，告诉他不要思考什么，往往只在5%的情况下有帮助；而告诉他应该思考什么，只在8%的情况下有帮助。人们最常使用的助人策略是建议对方做什么或不做什么，但奥尔松的研究表明，这些策略收效甚微。另一种常用策略则是深入研究问题细节。这些都是人们帮助他人摆脱僵局的默认方法。显然，这些直觉性的助人策略没什么作用，这个问题值得我们重新思考。

那么，保罗在这个场景中能做什么呢？正如你在场景六中了解到的，大脑处于某种特定的状态下才能产生洞察。当人们不再纠结于细节，而是着眼全局、放宽思路时，洞察才会浮现。为了产生洞察，大脑还需要平静下来，也就是说脑电波的整体活跃程度较低，这样人们才能注意到细微的内部信号。由于人们在陷入僵局时往往已经很焦虑了，而焦虑会使思路变得狭窄，使大脑更加嘈杂，因此，降低焦虑感并提升积极情绪是很重要的。换句话说，要把他们从远离状态[①]转变为接近状态[②]。做到这一点的一个方法是利用 SCARF 模型中的各项元素。

你可以鼓励对方来提升他的地位感；或者把隐晦的问题说得更明白来提高他的确定感，比如澄清他的目标；或者让他自己做出决定、提出想法来增加他的自主感，而不是仅仅听从你的建议。

另一个有用的办法是帮助对方用尽可能简洁的语句来描述问题，这可以减轻其前额皮质的负担，从而降低大脑的整体活跃水平。有时候将问题简化为一句话就足以帮助人们产生洞察。

研究表明，一旦对方进入了正确的思考状态，而你已经帮助他简化了问题，那么你剩下的任务就是安静地帮助他反思。你希望对方走

---

① 远离状态：为最小化威胁和最大化奖赏而产生的首要处理原则，包括了不确定感、焦虑和恐惧等情绪。它比接近状态更容易激活，也更强烈。这种状态有利于体力活动，但当强度增加时，会降低前额皮质的活跃程度。

② 接近状态：一种好奇、开放、对事物感兴趣的状态，对学习、洞见、创造和改变都很重要。它通常没有远离状态那么强烈和微妙。接近状态产生后可以取代远离状态。

进自己的内心，而不是纠缠于问题的细节。这是一种很微妙的技巧，但一旦试过几次，你就会对此了然于心。你的助人目标是帮助对方进入一种刚醒来时的大脑状态，让他可以轻松地把遥不可及的想法联系到一起，此时微妙的洞察会浮出水面。

此时你提出的问题应该帮助对方将注意力高度集中在自己的心理过程上。正如马克·比曼在《神经领导学杂志》（*NeuroLeadership Journal*）第一期中所说的，你可以通过“那些更能让人注意到微妙联系的变量”来帮助对方产生洞察。你要做的是帮助他关注内心中的微妙联系，最简单的方法就是提出关于微妙联系的问题。

比如，保罗可以问埃里克以下这些问题：

- 如果现在你静下心来深入思考一下，你觉得自己需要做些什么来解决这个问题？
- 在你内心深处，对于解决方案有什么微妙的直觉吗？
- 你觉得自己离想到解决方案多近了？
- 现在找到解决方案的最佳途径是什么？

在我上一本书《沉静领导 6 步法》中，我列举了许多运用这一方法的例子和其背景故事，但万变不离其宗：帮助对方注意到内心中细微且高度相关的联系，将使他产生洞察。尽管你不能控制洞察，但你可以对洞察产生的过程施加影响，这种影响力比人们通常以为的要大。你所做的是在别人身上促进 ARIA 模型，也就是觉知、反思、洞察和行动。我在场景六中介绍过这个模型，它是帮助人们快速突破僵局的好方法。

这种方法的一大优势是，它通过暗示对方“你能够想出好主意，让我们探索一下你的好主意，不用管我的想法”来提高对方的地位感。当你让对方关注内心的细微想法时，你也在激活他的导演，这有助于抑制其大脑的整体唤醒程度。

这些问题会产生全新的线索。与其说是你在对方的问题中追根溯源，不如说是对方在关注自己的心理过程中寻找缺口。不是你在探索问题，而是他在探索自己的思维漏洞。你要让对方通过反思，发现自己有哪些假设或决定是经不起推敲的。

这种方法与职场上的常见情况大相径庭。收效甚微的反馈意见是所有员工最大的抱怨之一。新晋升的管理者经常会陷入这样一种糟糕的循环：他们一开始会给出很多反馈意见，还以为员工会对此抱有感激之情。然后他们发现人们很容易因为反馈意见而感到受威胁，因为他们注意到人们对此争论不休、浪费时间，于是他们学会了不再给反馈意见，努力避免这种情况发生。随后，在某一时刻，他们被逼无奈必须给出反馈意见——可能是因为年度绩效总结，或者是上司下达了命令。于是他们又学会了避重就轻地胡扯一番，以免威胁到别人。一项研究表明，反馈意见带来的副作用比积极效果更大。有关大脑的研究不仅解释了这种循环发生的原因，还提出了更为有效的新方法。

如果保罗想要采取这种新方法，他就必须激活自己的导演，抑制自己一头钻进问题或者直接给出解决方案的冲动。如果不勤加练习，你就很难否决自己上手解决别人问题的欲望，而一旦采取了这种默认方法，你就会陷入对方由于要保护自身地位而引发的不必要的争论当中，这会浪费你们的时间。如果你的目标是帮助他人变得更有效率，那么踩住自己的刹车，你才会走得更快。

地位的重要性

让别人找到自己的解决方案，不仅仅与项目管理有关。在各种情景下，人们会为了保护自身的地位而浪费大量资源。“根据我的经验，每 50 个大学生中只有一位能够写出好论文。”利伯曼说道，“我跟学生们说得很清楚，我不根据他们的论文初稿来打分，而是根据他们对自己这篇论文批判得是否到位来打分。我建立了一个激励机制，鼓励他们有效地反思自己的文章。他们在这个任务上做得越好，在课堂上的表现也就越好。”

当你回顾自己的工作时，会忍不住说服自己干得不错，因为你不想在别人面前丢脸。比如，埃里克坚称自己在学校项目中什么也没有做错，尤其是当保罗认为他可能有些地方做得不好时。当埃里克想要保护自身地位时，他能看到的只有自己做对的事情。他的大脑只关注他做对了什么。

利伯曼巧妙地改进了这种传统的激励机制。他对论文的打分依据是学生运用自我批判眼光改进自己论文的程度。他把地位感与能做出多少改善联系起来。于是，学生的地位感跟进行反思挂上了钩，而不是与被批评挂钩。这就像个受虐狂——你兴高采烈地鞭打自己（这是个比喻）。利伯曼解释介绍了这种方式产生的戏剧性影响："我的学生说：'我现在能以完全不同的眼光来审视自己的论文。我把它当作别人的论文来读，每个错误都很明显。'"读别人的作品时，所有错误都显而易见，但读自己的作品时却很难发现错误。这也解释了为什么写完文章之后过一段时间再来修改，你会写得更好：此时你已经忘了这是你自己写出来的内容。你可以用陌生人的视角，一个不会容忍低质量内容的视角，来看待自己那些充满语病的句子。

利伯曼的方法表明，从理论上讲，人们有能力给予自己反馈意见，尤其是在自身地位感未受到威胁的情况下。如果能借此提高地位感，那他们甚至更乐意让自己改进。但在这个改善过程中，地位感本身并非关键因素。利伯曼激活的是人们的导演，地位感的提升只是奖励手段。

即使某人在重要项目上毫无头绪，你越能帮助他获得自己的洞察，就越可能让他有效解决问题。让别人获得洞察意味着不要给出"建设性的反馈意见"，而是"促进他人实现积极的改变"。与其思考对方的问题并给予反馈意见或者提出建议，不如思考对方的心理过程，并帮助他更好地思考自身的心理过程，这样才能更快地促进改变。然而，放弃解决问题的默认方法需要你阻止大脑的天然倾向，这需要一个强大的导演。而让对方获得洞察的最有效方式，也是激活他的导演。

有了本场景的知识，让我们来看看保罗可以采取怎样不同的做法，结果又会如何。

重演：当他人毫无头绪时

现在是下午 4 点半，保罗收到供应商埃里克发来的邮件，是关于他们合作的学校项目。这个项目的进度落后于原定计划。保罗本想用邮件回复他，但还是决定打个电话。埃里克在接起电话时内心充满防备，他觉得自己的地位受到了威胁。由于事关重大，保罗的第一反应是发火，但他努力克制住了这种反应。

“那么，到底是哪里出错了？问题出在哪儿?”保罗问道。问出这个问题的时候，他记起了类似情况下的处理模式：专注于解决方案往往比专注于问题本身更好。于是他改口了:“不过，不用担心问题出在哪儿了，想也没什么用。我相信你已经尽力了。让我们来想一想我们可以怎么解决这个问题。我不会为难你的，我们一起努力，好吗?”

埃里克松了口气。他正要为自己辩护，但保罗的积极态度让他放下了戒备。不过他仍然处于过度唤醒的状态，无法清晰思考问题。“我不知道该怎么做，”他说，“我满脑子想的都是这个客户总在不停更改需求。”埃里克的这个看法已经根深蒂固，抑制了其他思考方式。

保罗觉得自己以前遇到过同样类型的问题，于是他直接提供了一个解决方案。

“为什么不回去跟客户重新签一份合同呢？换成是我的话就会这么做。”保罗说。

“不行。”埃里克回答道。

“为什么不行?”

“你不明白。这是个大项目，和我接洽的那位负责人已经有点儿恼火了。”

埃里克又开始为自己辩护了。保罗停下来反思了一会儿，他意识到自己在提供解决方法，而不是帮助埃里克自己想出解决方法。他需要后退一步，帮助埃里克思考。

“我可以问你几个问题吗？看看我有什么可以帮助你的。”保罗问。

“当然可以。”埃里克回答道。保罗在帮助他拓展思路之前征得了他的同意，这提高了他的地位感和自主感，激起了他的积极感受。

保罗犹豫片刻，否决了自己的种种冲动：他很想提出建议或者钻研问题。不一会儿，他找到了一个切入点，然后展开。

“告诉我你此刻的目标是什么，用一句话来说。”

埃里克反思了片刻，保罗的问题激活了产生洞察的正确回路。他灵光一闪，电话那头的他眼睛亮了起来，因为他的大脑中有一个新连接形成了。

“我认为现在的关键问题是如何让校长再次满意。”

“到目前为止，你尝试了多少种不同的策略来解决这个问题？”

埃里克被问住了。这让他开始思考。过了一会儿，他说：“我还没有真正尝试过解决这个问题。但我现在有三四个主意了，不过似乎都是围绕一个思路。”埃里克在观察自己的思考过程，他的眼睛看着上方。他正在审视自己的思维，此时他观察的不是项目的细枝末节，而是造成这一僵局的种种关联因素。他大脑的右半球开始活跃起来。

“你觉得还有什么别的方向值得尝试吗？”保罗问道。

“我也不知道。我看校长真的很生气，因为他的期望没有得到满足。我们现在什么也做不了，除非……”这时，埃里克突然有了一个重要的洞察。他突然能以完全不同的方式来看待问题了。这个洞察所释放的能量带来了积极的心理状态，像暴风雨般洗净了他头脑中的杂念。

“也许我应该重新回顾一下项目任务，为校长建立一套新的预期，”他说，“也许只有一个答案：我们之前对于合同的处理不够谨慎。”埃里克叹了口气，获得这个洞察也意味着他之前可能做错了——而当一个人强烈地感到受威胁时，是很难承认这一点的。有了这个洞察后，埃里克已经决定接下去要怎么做，保罗可以放心了。他的艰巨任务不到十分钟就完成了。埃里克知道自己需要做什么，项目也将步入正轨，而保罗也无须像之前那样与埃里克争论不休。问题这么快就解决了，保罗获得了额外的时间，情绪也受到埃里克的影响变得积极起来，他开始想应该如何规划明天的安排。没过多久，他听到了车库门打开的声音，是时候和家人相聚了。

总而言之，试图改变他人的想法是世界上最艰巨的任务之一。虽然直接给出反馈意见看似是最简单的办法，但对方并不会因此改变。只有当人们看到自己以前没有意识到的事情时，真正的改变才会发生。帮助别人开启全新视角的最好方法是让他的头脑安静下来，这样他才能获得洞察。洞察会让你改变大脑，而改变大脑会让你改变你的整个世界。

认识大脑

- 给出反馈意见通常会激起强烈的威胁反应，这无助于人们改善表现。
- 针对问题提出解决方法也许不是最有效的。
- 提供建议通常是在浪费时间。
- 帮助人们获得自己的洞察是让他们回归正轨的快速方法。

脑力善用

- 一旦发觉自己要给出反馈意见或者提供解决方案，立刻停下。
- 帮助人们专注于自身的思维过程和内心的细微想法，而不要纠结于问题的细枝末节。
- 激励人们对自己给出反馈意见，激活他们的导演。

场景十四：
需要转变的文化

现在是下午 6 点，埃米莉朝家门口大步走去，她的邮箱里“塞满”了晚饭后要处理的工作邮件。她还记得几年前朝这扇门走去时，孩子们蹒跚的脚步声争相迎接她。当她费劲掏出钥匙开门时，有那么一瞬间，她重新感受到了当年那种积极的神经化学反应。

进门后，埃米莉看到米歇尔头戴耳机闭着眼睛坐在沙发上，脑袋随着音乐每分钟上下晃动 130 次。对一个成年人的大脑来说，听这种没什么变化的重复节奏并不会感到多么愉悦。但对于青少年的大脑来说，细微的神经化学物质改变就能轻易点燃激情，同样的音乐模式完全可以让他们陶醉其中。

“嗨，妈妈。”乔希盯着电视机，头也不抬地说。

步入现实的埃米莉多巴胺水平急速下降，她潜意识中的期待被打碎了。

“你们能不能去做点有用的事情?”她大声问道，不由分说地关掉了电视。在饿肚子的情况下，她无法抑制住自己越来越激动的情绪。乔希正想吼回去，但看到他妈妈脸上的表情后决定还是闭嘴。米歇尔直到耳机被扯掉时才意识到埃米莉的存在，妈妈那张生气的脸就顶在她鼻子跟前。这个突然袭击所带来的冲击太大了，米歇尔的大脑瞬间控制了她的声带，使呼气声变成了情绪突变所带来的脏话。米歇尔自己都没有想到，自己竟然骂出了一个在这个家里还从未出现过的词语。

埃米莉早就对家庭成员之间的沟通方式不满了，但她一直压抑着，米歇尔刚刚骂出的那句脏话成了最后一根稻草。埃米莉决定在今晚正面解决这个问题，改善家庭成员之间的沟通方式。

大家先彼此分开去冷静了一会儿。一小时后，晚餐上桌了，是中餐外卖。

“今晚我要开一个家庭会议。”埃米莉宣布。累积了一个小时的情绪此时变得更为激动，孩子们感到事态很严重。

“算了吧，妈妈。我们去年就开过一次。”乔希试图用开玩笑的语气抱怨道。谈论情感会让乔希产生强烈的威胁反应。他近期经常和朋友们一起看恐怖电影，这是一种古老仪式的现代版本，年轻的成年男性在这种仪式上训练自己的情绪调节能力，为即将到来的狩猎生活做准备。乔希现在能看那些他一年前都不敢正眼看的画面了，可即便如此，他仍然无法和他人面对面地进行情感沟通。他总是一言不发，努力压抑自己的情绪。他觉得表达情感显得太不“男子汉”了，而重新评估技巧也不那么“真实”。乔希想表现得像爸爸一样，把所有情绪都留给自己扛。

埃米莉知道要开这个家庭会议肯定不容易，所以她努力说服大家：“我和爸爸已经谈过了，我们想做出一些改变。是时候思考一下我们之间的相处方式了。我们之间的沟通交流太少了。我想设定一个我们都可以为之努力的家庭目标。”

“哎，妈妈。”两个孩子几乎异口同声地说。

“我想让我们更像一个家，多交流，少吵架。在座的所有人愿意把这当作一个目标吗？我跟你们保证，如果大家能更好地相处，让家更有家的感觉，那今年我们全家就去度假，那会非常开心的。”

“当然，妈妈，这挺好的。”乔希说。

“行，你想怎么样都行。”米歇尔头也不抬地说。

说出这些话让埃米莉感觉好多了。几个月来，这个想法一直在她脑中挥之不去，卡在她的决策队列里，占据了她大脑舞台上的空间，还时不时扰乱其他想法。

埃米莉讲完那番话的十分钟后，米歇尔和乔希几乎一句话都没说，他们吃完最后一口饭，从餐桌边一跃而起，径直回到自己的房间，跟朋友们聊天去了。他们在楼梯顶上喊了声“拜拜”，甚至都没有说一声谢谢。烦人的妈妈一定会在他们今晚的短信和发帖中出现。

埃米莉早就知道仅靠一番话是无法改变孩子的，但她仍然惊讶于他们竟然对此完全无动于衷。这是她第三次试图在家中做出些改变了，但似乎都没什么效果。她怀疑到底有没有可能改变这些孩子。她在想有什么其他激励措施可能会对他们有用。或许，他们要是还不改的话，她可能需要想一些惩罚措施了。

保罗和埃米莉花了一个半小时打扫卫生，在这个过程中他们争论不休。他们没有想出任何解决方案，徒增疲惫感。唯一值得欣慰的是房间变得整洁干净了，确定感提升了一点点，让他们收获了些许多巴胺。关上厨房的灯后，埃米莉冲孩子们喊了声“晚安”，然后去书房继续工作，保罗则决定看部电影。

午夜时分，埃米莉去看了看孩子们，洗漱完之后倒头就睡，她尽量不吵醒保罗。两人艰难的一天终于结束了。

正如我们在上一个场景中所了解到的，促进他人改变并不容易。那么，同时促进好几个人的改变呢？即使你很想这么做，也几乎行不通。

埃米莉和保罗不知道的是，他们需要革新一下改变他人的方式。当孩子们还在蹒跚学步的时候，甜言蜜语的哄骗方法或许有用，但现在需要更复杂的技巧了。如果埃米莉和保罗希望自己更擅于改变周围人的互动方式，那么他们就需要改变自己的大脑，以便能够更有效地改变一群性格各异的人，而不仅仅是一个人。他们需要学习如何改变文化。

改变很难

江山易改，本性难移。一项研究发现，接受心脏手术的病人中只有九分之一能够改变自己不健康的生活方式，他们还是受了“死亡”这个终极刺激的人。可想而知，改变其他人的行为就更难了。而改变一群人的行为……好吧，看起来简直就是不可能的。虽然这一场景的焦点是家中的情境，但其中包含的理念可以推而广之，在各种工作场合中也同样适用。

埃米莉和保罗的一个问题在于，他们想用一种非常低效的方法，即所谓的“胡萝卜加大棒”方法来改变孩子们的行为，这种方法就像用锤子修手表一样笨拙。埃米莉想用度假来诱使孩子们更好地沟通，虽然这种方法没什么破坏性，但也没什么作用。

“胡萝卜加大棒”的方法来源于20世纪30年代出现的行为主义学说，该领域建立在巴甫洛夫著名的“条件反射”概念之上。将铃铛声与食物联系起来之后，狗很快就会在只听到铃铛声时就流口水。应对动物时，许多行为主义技巧很有效，至今仍被广泛使用，例如用于训练警犬。

行为主义方法对于年龄较小的孩子也很有效，当然，所用的奖励和惩罚手段不一样。对小孩子来说，“面壁思过”这种惩罚措施出奇地有效。读过前几幕之后，你也许会明白这种方法奏效的原理：这会降低孩子的地位感和连接感。

行为主义者把他们的观察结果推广到了所有人身上，从此，用行为主义学说来解释人们的动机成了社会主流。但问题是，“胡萝卜加大棒”的方法对成年人并不适用。成年人会察觉到，那个给自己好处的人想要改变自己，进而把这个人视为威胁。或者当成年人感觉自己即将受到惩罚时，他们先发制人，攻击对方的地位来侮辱对方。结果就是，改变没有发生，针锋相对的口水战倒是开始了。

既然行为主义的效果并不好，那为什么这种模式还广为流行呢？其中一个原因（除了行为主义的另一位创始人是一位广告公司高管以外）在于它极具诱惑的简单性。人们只需记住两个概念就行，这让行为主义学说显得非常有“确定性”。

集中精力的力量

对于“改变”，学界正在形成一套来源于脑科学研究的全新理论框架。这个框架的核心观点是：改变大脑的是注意力本身。“胡萝卜加大棒”的方法并不能带来改变，但这种方法有时能让人们以正确的方式集中注意力，从而带来改变。注意力具体如何改变大脑仍然是一个广泛争论的话题，但科学家们已经在这个学说的一些方面达成了共识，我们将在本场景重点讨论这些方面。

大脑在休闲时刻是杂乱无章、充满噪声的，就像一个正在排练的管弦乐队，只会发出喧闹的声音。但当你集中注意力关注某事时，就像指挥这个管弦乐队集中起来演奏一首乐曲。如今，许多神经科学家认为注意力是一种同步（synchrony），即整个大脑曲调和谐、协同工作。同步是一个专业术语，意指不同神经元在同一时间以类似的方式激活。

用管弦乐队协同演奏来形容注意力是一个很好的比喻，因为在这两种情况下，都是独立的个体与其他个体同步协调完成事情。当你集中注意力时，大脑中的不同图谱共同工作，相互复制，形成一个整体的模式。麻省理工学院的罗伯特·德西蒙教授研究神经同步性，他认为，对某个刺激集中注意力会动用整个大脑。在2006年的一项研究中，加拿大不列颠哥伦比亚大学的劳伦斯·沃德和其他四位科学家发现，神经同步在大脑功能模块的整合中发挥着重要作用。他们还发现，神经同步性受到大脑嘈杂程度的影响。第二幕的所有内容都与此相关。

神经元活动过多时，比如因为感到威胁而过度唤醒时，你就无法集中注意力。

当你集中注意力时，许多脑区会相互连接成一个更大的回路，以完成特定任务。当这个大回路形成时，γ 波就会频繁出现在大脑中，它是脑中频率最快的电波。这个频率被认为是“捆绑频率”，因为它会连接不同的大脑区域（这也是洞察产生时的脑电波）。

当不同回路同步放电时，就会出现“赫布定律”所描述的现象，也就是“同步放电的细胞会相互连接”。以上所述解释了为什么集中注意力关注某个想法、活动或经历会有助于在你的大脑中创建网络，这些网络会深深地印刻在你脑海中，让你久久不会遗忘。

神经可塑性[①]领域的大量研究都支持这种“注意力改变大脑”的观点，该领域专注于研究大脑是如何产生改变的。在 20 世纪 70 年代末，研究人员试图搞清楚为什么大脑在遭遇事故或疾病之后会发生变化。这一现象和当时的大脑理论相违背，因此在当时是一个充满争议的研究领域。经过了几十年的发展，这一理论越来越能被科学界接受，该领域的研究也越来越深入。此后，针对中风患者的研究表明，仅仅依靠康复运动来恢复手臂活动是不够的，患者在进行康复训练时还需要高度集中注意力。对猴子的研究也有类似的发现。

精神病学家杰弗里·施瓦茨博士的研究表明，改变集中注意力的方式能够改变大脑回路，这种改变无须数月，在几周内就能在大脑扫描中显示出来。施瓦茨博士在我们会面时多次对我提到，“注意力就

① 神经可塑性：针对大脑瞬间变化和长期变化的研究。

是力量”。他与著名量子物理学家亨利·P. 斯塔普、神经科学家马里奥·博勒加德合作撰写了一篇名为“神经科学和心理学中的量子物理学”的论文。在其中，他们解释了“同步放电的细胞会相互连接”背后的物理学原理。施瓦茨说：“在物质世界中，观察行为本身就会带来不同的结果。”

畅销书《重塑大脑，重塑人生》的作者诺曼·道伊奇（Norman Doidge）教授认为，神经重塑可以在更短的时间内发生。在2008年于澳大利亚悉尼举行的神经领导学峰会上，道伊奇阐释了当某人的眼睛被蒙上后，他的听觉皮质在几分钟内就发生了变化。变化发生的原因是注意力被强制放在了听觉上。看起来，如果对某种刺激给予足够的关注，这种注意力就可以迅速改变大脑。问题是，长时间地集中注意力往往是很难的。比如说，学习一门新语言是相对容易的事情，你只需要停止关注你目前所说的语言就能创造新语言的回路。这就是为什么学习法语最快的方式是搬到法国居住——你的注意力整天都被强制放在法语上。

大脑是可以改变的，它时时刻刻都在变化，变化的程度大到令人不安。它会因为周围环境中的光线、天气、你的食物、你的交谈对象、你的坐姿，甚至你的穿着而变化。大脑就像是一块奶油冻，它的构成更像是一片森林，而不是一台计算机，因为它时刻都是生机勃勃、沙沙作响、不断变化着。研究表明，你此刻用于抬起手指的神经元可能与两周前不一样。大脑乐于变化、随遇而安。注意力才是那个暴躁的老顽固。

要改变大脑并不难，你只需要付出足够的努力以新的方式集中注意力。人生选择会大范围地影响你的大脑，比如小时候选择学习弹钢琴。做了这个选择之后，你就有了一套系统来帮助你把注意力集中在弹钢琴上，比如要通过音乐考级来向朋友们炫耀。不过，正如道伊奇和其他人所指出的，你的大脑也可以在更短的时间内，甚至每时每刻以更微妙的方式改变。

施瓦茨认为，当你改变注意力时，你正在促进“自我引导的神经可塑性”，也就是重写大脑回路。因此，导演不仅对保持健康和高效工作很重要，从长远来看，它对你如何重塑大脑也很关键。

综上所述，无论是在家中还是在工作场合中，如果你想要改变文化，那么就需要让大家以新的方式集中注意力，而且要保持足够长的时间。这种做法很正确，但也非常非常困难。当埃米莉要求孩子们改变行为时，他们确实在集中注意力，但他们关注的焦点并不是埃米莉的目标——改善沟通，而是他们头脑中的警报信号。当人们感到有人试图改变自己时，往往会自动产生威胁反应，因为这影响到了确定感、地位感和自主感。正如温斯顿·丘吉尔所说：“我喜欢学习，但我讨厌别人教我。”由于人们通常将被他人改变视为威胁，因此，真正的改变发生，往往是因为自己决定了要改变自己的大脑。自我引导的神经可塑性，即由导演控制并改写演出，才是改变的真正核心。

如何才能大范围地促进“自我引导的神经可塑性”呢？这种改变有三个关键组成部分。首先，你需要创造一个安全的环境，最小化任何威胁反应。其次，你需要帮助他人以正确的方式集中注意力，从而创造正确的新连接。最后，为了保持新回路的运转，你得让对方反复地使用新回路。

安全感第一

除非对方感到安全，否则，让他把注意力集中在你给予他的目标上是一场艰苦卓绝的战斗。为大脑创造安全感的一个有效方法是提供奖赏以抵消威胁。你需要给大脑它想要的东西。

埃米莉的方法是许诺去度假，她希望孩子们对此足够感兴趣，从而愿意关注她关于改善家人沟通的实际目标。外部奖赏通常是人们首先会想到的解决方案，因为物质手段比抽象的想法更容易登上大脑舞台。然而，度假或金钱之类的外部奖赏作用很有限。你无法一味地提供这些奖赏来激励人们，因为如果对方一旦习惯这种奖赏，它们就变得不那么有价值了，除非下次的奖赏更好、更多，而这是不可持续的。

虽然你的大脑没有自己的感受（大脑里面也很黑暗、安静），但它确实有自己的目标。正如前两幕中所说的，大脑乐于见到地位感、确定感、自主感、连接感和公平的提高。本书前文提到过一篇名为“目标追求背后的神经科学”的论文，在其中，埃利奥特·伯克曼和马修·利伯曼写道，外部目标（比如说晋升）的价值高低取决于它与大脑的内在目标（比如对确定感或自主感的需求）有多一致。他们把这个过程称为“同化”。为什么要增加一个额外的步骤呢？为什么不节省时间和金钱，直接给大脑提供它想要的东西呢？

埃米莉想让孩子们集中注意力改善家中的沟通情况，她试图通过奖赏来减少这种改变激起的威胁感。与其承诺度假，她还不如把提高孩子们的地位作为奖赏，比如把他们当作更年长或更有能力的大孩子来对待，允许他们晚点儿睡觉或者看某些电视节目。在工作场合中，你可以通过公开肯定某人来提高他的地位感。公开肯定所带来的积极奖赏具有长久的激励作用。

为了提升确定感，埃米莉可以在家庭会议中介绍具体会采取哪些措施，以降低孩子们对未知的恐惧。在工作场合中，对整个局面有更多了解会提高人们的确定感。你可以通过让某人获得更多信息来奖赏他。一些创新公司让所有员工在任何时刻都能查询完整的公司财务数据。当人们拥有更多信息或者更容易获得信息时，他们就会对周遭世界感到更加确定，这使得他们的心态更加放松，从而能够更好地解决困难问题。

为了提升自主感，埃米莉可以给孩子们更多自己做决定（即使很是小的决定）的机会，比如晚餐吃什么，或者何时何地做作业，等等。在工作场合中，这意味着允许人们弹性工作，比如在家办工，或者降低做报告的频率。

为了提升连接感，埃米莉可以让孩子们有更多时间与朋友相处，比如组织聚会，或者允许他们煲更长时间的电话粥。在工作场合中，这意味着给人们更多的交流机会，比如允许他们参加更多的会议或交流小组。

为了彰显公平，埃米莉可以与孩子们进行“公平交易”，比如，如果孩子们花更多时间与家人相处，那么他们就无须保持房间特别整洁。在工作场合中，一些公司允许员工有“社区活动日”，他们可以在这些天里按自己意愿为慈善机构服务。我猜测，帮助那些需要帮助的人使你感觉良好，可能是因为这种行为降低了不公平感。

SCARF 模型中的任何元素都可以帮助埃米莉降低乔希和米歇尔的威胁感，并转而创造出奖赏感，让他们更容易以新方式集中注意力。然而，使用 SCARF 模型中的元素并不意味着你必须提供有形的奖赏，你也可以在日常对话中利用 SCARF 模型的力量，来调整你表达想法的方式。如果你想让某人完成某项任务，你可以问“你愿意去做这件事情吗”而不是说“我想让你去做这件事情”。这个简单的调整就可以提高对方的自主感。

有时你会需要运用 SCARF 模型中的所有元素，特别是当对方的威胁感水平很高的时候。假设你正在与你管理的团队开会，你希望大家把注意力集中在某些很困难的任务上面。为了照顾大家的地位感，你可以说：“你们做得已经很好了。我不是要批评你们，而是希望找到让我们变得比现在更好的方法。”为了照顾大家的确定感，你可以说：“我只想开 15 分钟的会。我在这个会议上不追求任何具体的结果。只是想听听你们的想法。”为了照顾大家的自主感，你可以说：“我们现在把注意力集中在这个问题上，大家觉得可以吗？”为了照顾大家的连接感，你可以平易近人地分享一些自己的故事。为了照顾大家的公平感，你可以巧妙地指出你已经与团队中的每一个人都进行了这样的谈话。当你说出以上这些内容时，人们脑中的警惕感就会降下来，这让他们更能把注意力集中到你想要的方向上去。

在与他人沟通时，商业和企业领导人可以从 SCARF 模型中受益（还记得吗？仅仅是和地位较高的人谈话就会让人产生威胁感）。许多杰出的领导者凭直觉就明白，他们需要努力给他人创造安全感。所以，好的领导者往往是谦逊的，这样才能降低他人的地位威胁感。好的领导者会明确地说出自己的期望，讨论很多关于未来的事情，这提升了确定感。好的领导者会放手让他人自行负责并自主做出决定，这提升了自主感。好的领导者往往具有很强的人格魅力，因为他们努力与其他人保持真实的关系，这创造了连接感。好的领导者会信守诺言，时刻注意保持公平。

相反，履职不力的领导者会使员工没有安全感，他们专横独断，让员工感到地位受威胁。他们不明确地表达目标和期望，让员工没有确定感。他们事事插手，降低员工的自主感。他们对员工冷漠疏远，所以员工也没有什么连接感。另外，他们往往会忽视公平的重要性。

改变文化环境的第一步是创造安全感，无论这个环境是只有两个人的家庭，还是拥有两万名员工的企业。SCARF 模型指明了心理安全感的神经科学基础，这个概念近年来已经在企业中流行起来。这意味着，人们虽然感到有挑战，但他们也有足够的安全感来发挥出最佳水平、畅所欲言，并做出贡献。由于任何变化都会引起威胁感，因此如果想要改变文化，就需要尽可能地创造积极的接近状态。人们的注意力不是放在你身上，就是放在内心的恐惧上。大脑舞台不够大，无法同时容纳这两者。

建立正确的联系

获得了人们的注意力之后，你就需要帮助他们以正确的方式集中注意力。注意力很容易分散倒是有一个好处：让人们转移注意力、重新关注新事物并不难。

一个常用的策略是讲故事。一个好故事能让人们在脑中勾勒出不同的形象和情节，从而形成复杂的图谱。故事蕴含一些“道理”，也就是讲故事的人希望听者能够理解的核心想法。这个核心往往涉及故事中某些出人意料的联系，或者是某个人物得到了一些意想不到的教训。从这个意义上来说，故事可以被看作“洞察传输装置”，一种让人们改变脑中图谱的机制。

虽然故事有时可以发挥很大的作用，但人们很容易选择不合适的故事来讲，或者以错误的方式讲述故事，或者同一个故事讲得太频繁，显得不那么真诚。此外，许多人知道别人对他们讲故事的目的是想要改变他们，这会让他们再次产生不安全感，让之前为吸引他们注意力而打下的基础前功尽弃。我知道这一点是因为，当有人开始对我讲故事时，我经常会想“直接说重点”，或者“别想着说服我”。

还有一个有效又直接的方法来让人们集中注意力，那就是提出正确的问题，创造一个空白给他们的大脑来填补。只要不花费太多力气，大脑很乐意填补任何空白。

想象你是一个商店经理，想要改变团队文化，从而让员工更加关注客户的需求。你的目标是通过提问的方式让员工产生正确的想法。场景十三中提到的促进个人改变的方法在这里也适用：你提的问题应该是关于解决方法的，而不是关于问题本身的。在面对一群人的时候，人们很容易过于关注问题，却没有给予解决方法足够的重视。

作为商店经理，你可以向团队提出下列有帮助的问题：

- 你做过什么让顾客开心的事情？
- 为什么你做的这件事会让顾客开心？这件事跟平时的做法有什么不同吗？
- 你怎样才能经常做这件事呢？

与围绕客服难题展开漫长讨论相比，这三个简单的问题更能改变团队的行为。这些问题并没有特定的答案，它们旨在帮助人们获得自己的洞察。把团队分成几个小组来讨论这些问题能帮助人们获得更多洞察，也会降低地位威胁感、提升连接感。当你询问人们这类问题时，也表达了对他们的尊重，因为询问意味着你相信他们内心中有好的答案，这是一种地位奖赏，比询问“我们做错了什么”要好得多，因为后者威胁到了人们的地位感。最重要的是，以解决方法为导向的问题会让人们把注意力集中在你想要发生的改变上，即改善客户服务，而不是纠缠于无数其他的细节，这样才能让大家在脑海中建立新的有关客户服务的连接。在其他领域也出现了类似的观点，比如“解决方案导向治疗”和“肯定式探寻法”。我并不是说这些是全新的观点，只是认为清楚阐释我们需要以这类方式集中注意力背后的理论观点是很有帮助的。

总而言之，一旦团队中的威胁感普遍降低，你就可以把人们的注意力集中到你想要的方向上去。记住，大脑是混乱的，很容易分心，所以你要尽可能表达得清楚、具体。

还有一个方法能够促进大范围的自我引导的神经可塑性，那就是设立目标。设立目标的同时，你也打开了向上螺旋或者向下螺旋的可能性。关注自己的目标时，你能够感知到更多与目标相关的信息，这使你变得更为积极，因为你觉得自己正在向目标靠近，而这又让你给予它更多关注，并感知到更多信息，如此循环下去。如果这个目标包含了积极的奖赏，那么对奖赏的期望会对神经化学水平产生很大的影响。所以，当你想让人们专注于改变时，可以尽可能长时间地让他们保持对主要奖赏的期待，这将提升他们的情绪，改善他们的思考方式。

设立正确的目标也可以提升地位感，因为它让人们关注到自己的每一个小小成就。正确的目标提供了明确的目的，这提升了确定感。当人们能够决定自己如何实现目标时，他们也会有更高的自主感。正确的目标就像不停放送的大礼包：在朝着目标前进的过程中，你会不断地获得好处。

这些在理论上听起来都不错，但不幸的是，人们习惯设定的目标通常达不到这种积极推动的效果。吉姆·巴雷尔（Jim Barrell）是表现改善领域的专家，他与旧金山 49 人队和亚特兰大勇士队的球员合作，研究顶级专业人士如何设立目标。巴雷尔说：“目标有积极和消极之分，选择哪种目标对你的表现有相当大的影响。积极目标让你围绕着目标发现并建立更多连接，即你会创造新连接。有趣的是，积极目标让你在初始阶段就感觉良好，也就是说，从追求目标的早期开始就能获得好处。消极目标让你总是想象可能出错的状况，并且会激活相关情绪。”问题是，由于问题比解决方法更容易引起大脑的注意，因此人们总是倾向于设立消极目标，而不是积极目标。此外，已知的问题比未知的解决方法给人更多确定感，而大脑自然会倾向于确定感。由于上述这些原因，人们很少设立积极目标。设立积极目标可能需要别人，比如导师或教练的辅助。埃米莉试图与家人设立的目标是一个消极目标：不吵架。一旦设立消极目标，你就会关注负面情绪，而不是建立新连接。大多数新年目标是消极的：减肥、戒烟、戒酒，等等。

设立目标还有一个挑战：人与人之间具有不可思议的差异性。虽然大脑的处理过程是相似的（例如，威胁反应会减少前额皮质的可用资源），但把什么看作威胁，即思考的内容，却有很大的个体差异。因此，当你为别人设立目标时，你不仅降低了对方的自主感，而且还容易误以为别人的想法跟你一样（认识到别人的想法与你不同需要占用很多舞台空间，还会让你产生不确定感）。所以你需要吸取教训：如果你想让他人设立目标，那么你只需要设置一个框架，具体目标由他们自己来决定。

保持新回路的活跃

一旦你降低了威胁感，并促进人们建立了正确的新连接，那么改变文化的第三步就是确保人们时不时地回顾他们的新回路。如果你想要保留某个新图谱，那么定期激活它是很重要的。注意力确实会改变大脑，但大脑会注意很多东西。不断重复才能带来真正的改变。

杰夫里·施瓦茨创造了术语“注意力密度”，为针对重复性注意力的未来研究提供了科学框架。注意力密度可以通过注意力的频率、持续时长和强度等变量来衡量，有点儿像衡量你多久想起某个想法、每次想多长时间，以及想的时候多么集中注意力。当你向某人承诺要去做某件事时，这件事会更频繁地出现在你的脑海中，因为如果不去做的话，你的地位就会下降。所以，与你的承诺相关的脑回路就会获得更高的注意力密度，让你更有可能记住要做这件事。如果你写下一项任务，你赋予这项任务的关注将比仅仅谈论它要多得多，通过提高关注强度，你提高了自己对这项任务的注意力密度。

但该领域的实验研究仍然进展缓慢，因为注意力密度太难测量了。然而，在音乐学习领域出现了一些优秀的研究成果，证明了重复的重要性。而且，这个领域对于“排练”对记忆编码的作用也进行了研究，结果同样表明了重复的重要性。关于注意力密度，我想到了一个比喻。你可以把大脑想象成花园，在这里，每天都是阳光明媚，偶尔才会下雨。如果你想种出上好的西红柿，首先你得撒上种子，每天都仔细浇水。一旦发芽生枝，你仍然需要定期浇水，植物才能健康生长。那么，多久浇一次水合适呢？如果你一年浇一次，那就别想有所收获了，一个季度浇一次也不会有什么用。一个月浇一次可能会有帮助，一周浇一次对有些植物来说是合适的，一周浇两次应该能让它持续地健康生长。但是，种植物的最佳方法似乎是那些水培农场的做法，即每天浇几次少量的水。我认为在大脑中创造良好的新回路也是如此。你需要定期关注它，但无须一次性浇很多水。定期少量浇水是最好的。

那么，怎样才能让他人经常关注那些对你来说很重要的事情呢？

一个有效方法是让他们合作。记住，大脑具有高度社会性，所以你可以把想要获得的改变与社交联系起来。比如设立制度和流程让人们定期讨论某个项目，让大家每周想出一个点子，和彼此分享想法，因为思想和大脑回路会在对话中活跃起来。社会互动还有额外的好处：社交性信息激活的记忆网络比没有社交元素的信息激活的网络更为强健。

所有这些都表明，你不仅自己需要有一个强大的导演，你还需要善于发现别人的注意力所在。要改变一种文化，首先要关注每个人的注意力在哪儿，然后想办法让他们以新的方式集中注意力。或者更好的办法是，让其他人激活自己的导演，并以新的方式集中注意力，从而自主地在大脑中建立新连接。学习如何改变文化意味着学习如何促进“自我引导的神经可塑性”。人们越能调整自己的注意力，就越能够同步工作，并同时对同一个想法产生共鸣，就像管弦乐队一样协调，或者像共用同一个大脑。也许，这就是当我们齐心协力改变世界时所发生的事情。

主导改变

改变是很难的，而我们迫切需要学会在世界上创造积极的改变。遗憾的是，许多领导者智力虽高，社交能力却很差。神经科学领域也开始探索这一现象。马修·利伯曼在实验室接受采访时解释说：“参与工作记忆、一般认知问题解决、目标与计划设定的大脑网络通常位于大脑的外侧部分。而与自我意识、社会认知和共情有关的大脑区域位于中间部分。我们知道这两种大脑网络是负相关的：当一个活跃时，另一个通常是被抑制的。这极有可能表明社交能力和非社交能力是负相关的。”此外，我们也知道，获得关注的大脑网络才会不断成长。如果你花了很多时间解决认知难题，你的共情能力就会降低，因为你不怎么使用该回路。大多数领导者密切关注自己的目标，不断进行概念性的思考，于是这种情况就变得更为严重。新研究表明，如果赋予一个人权力，即使是很小的权力，比如能够拍板决定团队的某些决策，也会改变此人大脑处理信息的方式。另外，被赋予权力后，人们会更容易把他人看作概念或工具，而不是有血有肉的同类。拥有权力时，我们容易不把人当人。这种现象的好处在于，你能够在无须纠结于他人感受的情况下创造改变，但这也会使领导者对自身行为给他人带来的影响视而不见，而这些影响往往与领导者行为的出发点完全不同。这两个因素结合起来，再加上高认知负荷给人们带来的压力，就可以解释为什么许多领导者实现目的的能力很强，与人打交道的能力却很糟糕。而糟糕的人际关系技巧意味着很难理解自己和他人的心理动力。

缺乏自我认识可能会让你付出代价，正如利伯曼解释的:“有研究表明，你给人们看一个句子，同时问:‘如果我半小时之后再给你看这个句子，但遮住最后一个词，到时候你还能记得最后一个词是什么吗?’此时，内侧前额皮质的活跃程度决定了他们能否准确预判自己能否记住那个词。”那些过于聪明的领导者可能会高估自己的能力。鉴于理解自己的回路与理解他人的回路如此相近，他们也很有可能误解他人。想要更有效地推动改变的领导者需要首先增进对自己内心世界的理解，做到这一点的一个好方法就是了解自己的大脑。

是时候把以上这些观点综合起来了。我们来看看如果埃米莉和保罗理解是什么真正推动了改变，那么这个夜晚会是什么样的。

重演：需要转变的文化

埃米莉朝家门口大步走去，她的邮箱里“塞满”了晚饭后要处理的工作邮件。她心里盼望着和孩子们聊一聊，当她看到他们沉浸在自己的世界里，根本没发现她回家时，她注意到了自己的失望情绪。发火是最简单的选择，但她知道如果自己发火的话，孩子们的反应会很糟糕。她也意识到压抑自己的愤怒情绪是行不通的，因为孩子们仍会感受到威胁。埃米莉决定召开一次家庭会议，谈一谈大家的相处方式，但要等到吃晚饭的时候她才会提起这件事，因为晚餐时摄入的葡萄糖可能会提高她的成功概率。

埃米莉刚刚度过了辛苦的一天，她需要一些“小奖赏”以便在晚餐前就提高自己的多巴胺水平。她决定不喝葡萄酒，因为那只会降低她在晚餐时的情绪调节能力。埃米莉给母亲打了个电话，她母亲对这个意料之外的电话感到很高兴，埃米莉也受到了这种快乐情绪的影响。聊了半小时天气和孩子之类的琐事之后，埃米莉感觉好多了。

保罗准备好晚餐后就喊大家来吃饭，一家人从房子的各个角落聚集过来。开饭十分钟之后，埃米莉开始了她的计划。

“今天我想开个家庭会议，好吗?”她问道。

“哦，不要了吧，妈妈，求你了。我们去年已经开过一次了。”乔希抱怨道。

“又没什么好说的，妈妈，一切都很好啊。”米歇尔说道，她一只耳朵里还塞着耳机。

“我先告诉你们我想讨论什么，然后你们再决定是否愿意一起谈谈。”埃米莉想让孩子们更有确定感，并让他们觉得自己有选择权。

埃米莉本来想要提供奖赏，觉得这样就足以让孩子们敞开心扉了。但当她正要说出口时，她的导演及时提醒她这个策略可能不会奏效。她需要让孩子们参与到这场谈话中来，要让他们有连接感，而不是对她的想法充满防御心。

“我想谈谈我们作为一个家庭应该如何沟通的问题，不过我想用一种和以前不一样的方式来讨论这个问题。我想听听你们希望这个家里有什么不同的沟通方式。”

“我加入。”乔希说。

“嗯……”米歇尔说，作为年龄稍大一点的青少年，她有点愤世嫉俗。

“你愿意告诉我，你希望家里的沟通方式有什么样的改变吗?”埃米莉问道。

“嗯……”米歇尔停顿了一下，说:“你对我和乔希一视同仁，这可不太酷。我比他大多了，也更成熟。你对待我俩的方式理应有所不同。”

公平感在家里是个重要问题。但埃米莉本希望这场谈话能以不同的方式展开，专注于她提出的议题，即更多的沟通。她不得不停顿片刻，有意识地放下自己的期待，让事情顺其自然。她标记了自己此刻体验到的不确定感，并决定无论结果如何都要接受。

保罗接过埃米莉的话，说："那你呢，乔希？你想要什么样的改变？"

"我想要能单独去商店买东西。我的朋友都是自己去的。"乔希最近感觉到自己在朋友中的地位有所下滑，这对青少年男孩来说感觉并不好，而他的父母之前没有意识到这一点。

保罗和埃米莉同意了孩子们的要求，但有一个条件，埃米莉希望进行公平交换。"如果我们答应你们的要求，那么我每天晚上刚回到家时，你们能不能放下手头的事，跟我聊十分钟的天？我以前很喜欢下班回家时看到你们跑到门口迎接我，这让我在辛苦工作一天后感觉很温馨。我不要求你们在看到我时有多兴奋，我只是想和你们说上十分钟的话。我们可以一起吃吃点心什么的。"

"可以啊，我同意。"乔希说。这个要求所包含的另一个主要奖赏，也就是食物，吸引了他的注意。

"米歇尔，如果你愿意的话，也可以跟我说说你跟朋友之间发生的事情。我最近对你很不耐烦，对此我很抱歉。"

米歇尔对于能和妈妈谈论这些事感到很高兴，尽管埃米莉已经被一天到晚更新的好友动态搞得不堪重负了。

孩子们处于积极的状态，满心期待着对他们各自意义重大的奖赏。现在是提出尖锐问题的好时机。埃米莉问他们，是否愿意努力对彼此更友善，在必要的时候主动道歉，以及给彼此更多帮助。归根结底，她不满足于十分钟的聊天时间，而是想要改变家庭氛围，即家庭的文化环境。孩子们承认自己之前有些马虎，并承诺对彼此和父母更友善一些。朝着目标小步前进是最好的节奏。这是埃米莉第三次试图在家中做出一些改变，这次她终于要成功了。

吃饭后甜点时，埃米莉想起她需要定期提醒每个人这场谈话的结果，才能确保新计划持续运作。于是她拿出笔和纸写下了这个计划，这样每个人的任务就很清晰了：妈妈下班回来时和她待上十分钟，以及对彼此更友好。保罗嚷嚷说他在家的时候也想加入“每日十分钟”计划。

埃米莉问孩子们想要什么样的提醒方式。乔希说想做一些贴纸，贴在他想贴的地方。保罗主动帮他在计算机上制作贴纸。米歇尔则希望把提示放在手机的开机屏保上，这样她每次开机时就会看见。虽然米歇尔自认为耍了个小聪明，因为她的手机从不关机，但她不知道，以后每次她用手机时，这个提醒都会在她的大脑中出现。

米歇尔和乔希同时吃完最后一口饭，本来准备直接回房间，但他们却停下来主动询问要不要帮忙清理餐桌。在接近状态下，米歇尔和乔希更容易联想到一些本能的想法，比如对公平的需求。埃米莉笑了。他们一起清理了餐桌，然后还看了部电影。在当前这种头脑清晰的状态下，埃米莉很容易就预想到，把本来要在今晚做的工作放到明天早上来完成，效果会更好，因为那时她的头脑更清醒。

他们一起看了一部喜剧片，幽默的电影提高了多巴胺水平。全家人共同分享欢乐，这也提升了他们的催产素水平。每个人都放松下来，收获了一份美好的体验。这真是很棒的一天，尽管每个人不尽相同，但这个家庭又凝聚成了一个整体。

两个小时后，埃米莉和保罗关掉电视，把昏昏欲睡的孩子们送到床上。看着熟睡的孩子们，两人不禁耳语孩子们多可爱啊。这让埃米莉和保罗进一步把注意力放在对孩子们的爱意上。在这个倍感温暖和连结的夜晚，埃米莉和保罗看了看楼下客厅，想着要不要收拾一下屋子，但两人步调一致地做出了另一个选择。他们关了灯，走到卧室，轻轻地关上了门。在接下来发生的事情中，他们的大脑里发生了什么……好吧，那就是另外一个故事了。

认识大脑

- 尽管改变他人看上去很难，但大脑其实一直在改变。
- 注意力改变大脑。
- 人们很容易把注意力放到威胁上。
- 一旦你把注意力从威胁上转移出来，你就能询问正确的问题来创造新连接。
- 定期关注新回路、深化新回路才能产生长期的改变，尤其是当新回路刚刚被创建的时候。

脑力善用

- 当你想要促进他人改变时，关注对方的情绪状态。
- 在人们处于强烈的远离状态时，不要试着改变他们。
- 使用 SCARF 模型中的元素来让人们进入接近状态。
- 通过提出解决方法导向的问题来让人们把注意力集中于你想要创建的新回路上。
- 设立让人们定期回顾新回路的机制。

返场

你在每个场景的重演版本中看到的埃米莉和保罗（可以称他们为埃米莉和保罗二号）工作效率明显更高。他们不但可以更好地处理邮件或者主持会议，而且压力也更小，心情更快乐，亲子关系更融洽，似乎连性生活也更加和谐了。这样的人往往更健康，对他人贡献更大，甚至更长寿。

这两组人物之间的不同之处在于，埃米莉和保罗二号更了解自己的大脑。对于内心中的细微信号，他们有更丰富的语言来表达，而丰富的语言使他们每时每刻都有更多的选择，可以决定以怎样的心理状态来应对事件。埃米莉和保罗二号掌握了这种语言，是因为他们的大脑有强大的导演，而这种语言也反过来锻炼了导演的能力。他们的导演可以置身身外观察他们自己的心理过程。更重要的是，导演还能实时对脑中的信息流进行微调。

导演改变埃米莉和保罗二号大脑机能的程度是很微小的，当今的大脑扫描技术几乎无法察觉。尽管如此，本书揭示的一个重要见解是，大脑机能在 0.01 秒内产生的细微变化也能给人们的生活带来巨大改变。这种变化源于大脑内部能量流动方式的细微转变，也许是某个脑区的唤醒程度下降，而另一个脑区的唤醒程度增强了，这种变化会迅速展现为对同一事件的不同反应行为。

几千年来，哲学家们一直在说，“认识你自己”是健康和成功生活的关键。也许人们能从关于大脑的新研究中获得思考“自我觉知”的新方式。只是在这种情况下，“自我”指的是你自己大脑的机能。人们在探索大脑时所发现第一件事就是它很像一台机器，你的许多心理活动是自动发生的，受到你无法控制的力量驱动，通常是在对预先设定好的目标做出反应，比如维持地位或确定感。意识到我们被自动驱使着这件事让一些人感到恐怖，但这并不是事情的全貌，否则你就错过了人之为人的一个关键方面。虽然大脑是一台机器，但它不只是一台机器。不过，使之不仅仅成为一台机器的唯一方法，就是深入理解大脑与机器的相似之处。当你开始了解大脑与机器的相似之处时，你就在打造你的导演了。它让你能够在更多情况下说“这只是我大脑的自然反应”，也让你有了更多的行为选择。你改变自己、改变他人、甚至改变世界的能力，都能归结于你对自身大脑的了解程度，以及你有意识地干预大脑自动处理过程的能力。

为了帮你厘清哪些情况下你有更多选择，我们先来总结一下本书中提到的关于大脑的新发现。在第一幕中你发现，要进行任何非重复性的脑力活动，包括计划、组织、排列优先级、创作等，都需要用到一个微小、脆弱又耗能的大脑区域，即前额皮质。你了解了人很难进入最佳状态以及很容易分心的生物学原理。你还了解到，有时前额皮质本身就是问题所在，当你想要更富有创造力的时候，你得有能力关掉它。总体来说，第一幕让你了解到如何在大脑的局限性下工作。

在中场休息中，你认识了导演，并理解了能够跳出自身经验并观察自身心理过程的重要性，这需要你以开放的心态把注意力集中在当下。很显然，以这种方式关注自己的心理过程让你更能够从自动思维里解脱出来。换句话说，你发现关注自身心理过程的能力是认识和改变大脑的关键所在。

在第二幕中，你探索了大脑如何把威胁最小化、把奖赏最大化，也就是在边缘系统的驱动下所产生的**接近**情绪和**远离**情绪。你了解了人们在**接近**状态下能够更有效率地做好工作，也发现了强烈的**远离**状态是多么容易被迅速激发。你了解到，当你回想过去的威胁情景时，或者当你缺乏确定感和自主感时，你的思维能力会因此下降。你发现有两种技巧可以安抚过度唤醒的边缘系统：标记情绪和重新评估。你还了解到，期望会对你的体验造成戏剧性的影响。总体来说，在第二幕中，你发现大脑的生存本能有时会给你带来意想不到的后果，包括降低你的心智表现，甚至是缩短你的寿命。

在第三幕中，你从大脑的角度观察社交世界，并发现社交领域的各个方面，比如连接感、公平和地位可以产生**接近**或**远离**反应，这种反应的强度和所使用的大脑回路类似于关乎生死的奖赏或威胁所带来的反应。你了解到，在很大程度上，人们的大量行为被社交威胁最小化和社交奖赏最大化的愿望所无意识地驱动。

在第四幕中，你发现改变他人很难，因为我们天然地倾向于关注问题和提出建议。你探索了一种新的互动方式，能够帮助他人获得关于解决方法的洞察。你了解了如何改变文化，并明白改变的真正动力是改变大脑。你发现想要改变文化，就需要创造安全感，因为安全感深深地影响着大脑，然后你还需要让人们产生新的大脑连接，并帮助新回路逐渐扎根。

贯穿本书始终的主题就是导演的重要性。拥有强大的导演使你有能力注意到每时每刻都发生了什么，而不是无意识地采取行动。优秀的导演让你有能力做出选择，而这些选择会改变神经元层面、心理层面和身体层面的活动。随着时间的推移，你的选择会更深刻地改变你的大脑。希望通过阅读本书，你能找到一些新方法来打造符合你生活方式的导演。要记得，锻炼导演的方式可以很简单，比如每顿饭前集中一会儿注意力。关键在于反复练习。

随着导演越来越强大，你会更有能力决定：要把什么放到大脑舞台上，什么留在舞台下；什么时候密切关注某事；什么时候退后一步，让松散的连接得以形成；如何让各类决策问题以正确的顺序上台并迅速下台；如何让头脑安静下来倾听微妙信号，这些信号来自大脑每时每刻都在接收的、超过200万种周边环境的信息，而不仅仅是你有意识地感知到的那40种信号。所有这些都能在你每天的生活中经历到。希望这本书让你对大脑机能有足够的了解，使你的导演做好准备面对未来的挑战。

在各种情况下，了解大脑都是提高表现的最佳方式，尤其是在与人合作中。如果你认同本书的观点，我鼓励你与他人分享和探讨你的见解。你越是关注这些概念，大脑对它们就越是轻车熟路，在需要时就越容易调动它们。如果本书的观点不仅存在于你的头脑中，还存在于你周围人的头脑中，那么你就更容易在需要时找到它们。有了对自己大脑的深入理解，你就更有可能像埃米莉和保罗二号那样生活：面临挑战时，能够运用大脑来应对挑战；承受压力时，能够利用压力来成长并取得成就，无论你是在为社会培养有价值的新成员，还是在创立新企业，抑或仅仅是度过办公室艰难的一天。

最后，送你一段基于大脑的祝福语：愿你保持较低的皮质醇水平，较高的多巴胺水平；愿你的催产素浓厚而丰富，血清素又高又平稳；愿你在一生中都能观察自己的大脑。祝你旅途愉快！

戴维·罗克

2008 年 1 月

于悉尼和洛杉矶之间的太平洋上空的某处

后记

根据我多年来的所见所闻，我认为本书也许能为许多人打开一扇大门，开启全新的、令人振奋的思维方式。如果对于你来说是这样，那么我鼓励你继续潜心研究，持续关注这些关于大脑的见解。

我在一些网站上定期发表文章，例如 NeuroLeadership Institute 网站，该网站上还有很多其他科学家和作者，他们来自我所致力于发展的组织。Psychology Today 网站上有我的博客。我也为《哈佛商业评论》、*Quartz* 等杂志供稿。

你也可以关注神经领导学这一领域。《神经领导学杂志》包含了许多与职场相关的大脑知识，与每年举办一次的神经领导学峰会一样，都关注如何领导和管理他人。如果你想更系统地研究这些观点，NeuroLeadership Institute 网站上也提供其他教育项目的链接，其中包括一个在线证书项目。

我之前写过两本书，你可能会感兴趣。一本是与琳达·佩奇博士（Dr. Linda Page）合著的 *Coaching with the Brain in Mind*。这是一本大脑相关领域的教科书，涵盖了学习论和系统论等理论知识，适合那些想要深入了解如何创造改变的读者。另一本是《沉静领导 6 步法》，其中探讨了利用对话来激发他人获取洞察的科学和艺术。这本书非常适合想要运用大脑相关知识来成为更好的领导者、管理者、导师、教练、教师或父母的人。

如果你想进一步培养自己的领导力或指导技能，可以查阅基于大脑知识的培训项目，这些项目在世界各地都有。详情请见NeuroLeadership Institute 网站。

想要了解更多关于我参与共建的学校的信息，请访问 Blue School 网站。

致谢

首先，我要感谢的是我的妻子莉萨·罗克，感谢她长久以来容忍我这么一个四处奔波，回家后也只知道谈论大脑的丈夫。还要好好感谢我的女儿英迪和崔妮蒂，她们为了能让爸爸关上门写作，不得不练习大量情绪调节的方法。

感谢杰弗里·施瓦茨，他原本打算与我一起完成这本书，但中途决定研究一个新方向。我非常感谢你的指导和提醒。“自我引导的神经可塑性”和“注意力密度”这两个术语就是杰弗里创造的。还要感谢马修·利伯曼、凯文·奥斯克纳、埃维安·戈登和唐一源，感谢你们多年来对我的指导和科学方面的指引。

感谢意大利 CIMBA 商学院的校长阿尔·林勒布（Al Ringleb）先生，他参与组织了第一期《神经领导学杂志》以及第一届神经领导学峰会，他的帮助使这一切成为可能。还要感谢《战略与商业》杂志的前主编阿特·克莱纳（Art Kleiner），感谢你不懈的指导和信任。衷心感谢卡伦－简·艾尔（Karen-Jane Eyre）参与编辑这本书，感谢雷切尔·谢泼德（Rachel Sheppard）帮忙整理了本书的“延展阅读”部分。还要感谢 Harper Business 出版社每一个人的支持，包括首席执行官布赖恩·莫里（Brian Murray），早在 2005 年我就得到了这位伯乐的赏识。

感谢所有神经科学家耐心探索大脑的结构和功能。没有他们，就没有这本书中的任何内容。最后，还要由衷感谢我的大脑的导演，没有它，我连一页都写不出来。

术语表

第一幕

Actors　演员：用于比喻你选择带到大脑舞台上的信息，即你此刻关注的信息。

Alpha band　阿尔法频段：一种低频脑电波，大脑区域在不太活跃时会产生这种电波。

ARIA/four faces of insight　ARIA/ 洞察的四个元素：一个用来描述洞察产生之前、产生期间和之后各阶段的模型。这个缩略词的四个字母分别代表觉知、反思、见解和行动。

Audience　观众：用于比喻大脑中储存的信息，比如记忆和例行活动。

Basal ganglia　基底神经节：大脑深处的一个大区域。基底神经节（不止一个）控制那些只需要极少量注意力的活动，比如走路或开车，或者任何习惯性行为。

Bottleneck　瓶颈：指某个未做出的决定阻碍了后续决定时的情况。

Default network　默认网络：由多个脑区组成的网络，大致位于大脑中间靠前部位，包括内侧前额皮质区。当你无所事事，或是在想起自己或其他人时，它就会激活。它与中场休息中提到的“叙事回路”相似。

Dopamine　多巴胺：稳定前额皮质脑回路的两种主要神经递质之一（另一种是去甲肾上腺素）。多巴胺与好奇有关，对学习很重要。它在处于好奇这样的“接近状态”时会大量分泌。

Embedding　嵌入：一个隐喻，指在基底神经节中创建回路，以便不假思索地做出某种行为，也可用来形成长期记忆。

Gamma band　伽马频段：最高频的脑电波。当脑电活动的频率达到每秒 40 次左右时就会出现伽马脑电波。它与有意识有关，会在识别、顿悟或冥想的过程中产生。

Impasse　僵局：当你无法解决某个问题或者面对几个解决方案无所适从时所处的情况。要想打破僵局，首先需要抑制当前想到的解决方案。

Inhibition　抑制：阻止某些信息登上大脑舞台的过程，即主动忽视某些事物。

Insight　洞察：以意想不到的方式打破僵局或解决问题。洞察能够释放能量、改变大脑。

Map　图谱：类似于回路或网络。大量神经元由突触连接在一起形成一个更大的模式。

Norepinephrine　去甲肾上腺素：稳定前额叶皮质脑回路的两种主要神经递质之一，可以把它看作“大脑的肾上腺素”。去甲肾上腺素是提高警惕和密切关注的核心，它在包括焦虑在内的远离情绪中很常见。要想保持思路清晰，就需要有适量的去甲肾上腺素，但分泌过量会阻碍回路形成。

Prefrontal cortex　前额皮质：大脑外层的一部分，位于前额后面，参与多种执行功能，同时也负责统筹和协调大脑的其他部分。

Queue　队列：瓶颈背后的现象，一系列有待做出的决定。

Short-term memory　短期记忆：进入你的意识并短暂停留的信息。

Stage　舞台：对工作记忆的比喻（我使用这个比喻是因为它能让你更轻松地思考工作记忆）。

Ventrolateral prefrontal cortex　腹外侧前额皮质：前额皮质的一部分，位于左右太阳穴的下方，对所有类型的抑制功能都很重要，包括停止身体运动和抑制情绪或想法。

Working memory　工作记忆：让你能够随时保持住有意识的内容的记忆。前额皮质是工作记忆正常运作的核心。工作记忆十分耗能、容量小，容易不堪重负。

中场休息

Direct-experience circuit　直接体验回路：当注意力集中于输入的信息（包括来自外部和内部的感觉数据）时，该回路就会激活。

Director　导演：在本书中指的是正念。

MAAS scale　MAAS 量表：神经科学家目前使用的日常正念衡量标准，由柯克·布朗开发。该缩略词代表的是正念注意觉知量表（Mindful Attention Awareness Scale）。

Mindfulness　正念：思绪盲目的反义词，指在当下以开放和接纳的态度关注你的任何体验。

Narrative circuit　叙事回路：当你把注意力集中于规划、设定目标、思考未来或过去、自己或其他人时激活的网络。类似于本书中所讨论的默认网络。

Social, cognitive, and affective neuroscience　社会、认知和情感神经科学：神经科学的一个分支，探索人类如何进行社交互动，而不是研究单个大脑。

第二幕

Allostatic load　非稳态负荷：一系列反映人体所受压力的指标，包括血液中的皮质醇和肾上腺素水平，以及免疫系统活动和血压。

Amygdale　杏仁核：大脑边缘系统内的一个小区域，其激活程度由情绪反应或动机反应的强烈程度决定。

Anterior cingulate cortex　前扣带回皮质：一个拥有许多功能的大脑区域，包括检测大脑内部的错误和切换注意力。

Away state　远离状态：为最小化威胁和最大化奖赏而产生的首要处理原则。这种威胁状态，即此处所称的“远离”状态（有时也被称为“躲避”状态），包含了不确定感、焦虑和恐惧等情绪。它比接近状态更容易激活，也更强烈。这种状态有利于体力活动，但当强度增加时，会降低前额皮质的活跃程度。

Cortisol　皮质醇：一种用于衡量体内压力水平的激素。皮质醇会激活帮助生存的身体机能，包括凝血和减少消化。皮质醇水平会随着远离状态的增强而提升。

Hippocampus　海马体：主管记忆功能的脑区，特别是长期的陈述性（可回忆）记忆。

Labeling 标记：使用象征性词语描述情绪状态的过程。这个过程可以抑制边缘系统的活跃程度，同时提高前额皮质的活跃程度。

Limbic system 边缘系统：位于大脑中心的区域，对体验情绪、记忆和动机很重要；包括杏仁核、岛叶、海马体和眶额皮质。

Reappraisal 重新评估：改变你对某一事件的诠释的过程，这个过程也会抑制边缘系统的活跃程度。

Suppression 抑制：调节情绪的一种常见手段，包括试图不去感受或不向他人表达感受。这种手段往往会适得其反，还会影响记忆功能，并使他人感到不适。

Toward state 接近状态：一种好奇、开放、对事物感兴趣的状态，对学习、洞见、创造和改变都很重要。它通常没有远离状态那么强烈和微妙。接近状态产生后可以取代远离状态。

第三幕

Autonomy 自主感：感到可以掌控或拥有选择权。自主感的提高是一种令人愉快的奖赏。缺乏自主感则会放大微小的压力。找到自己在某些情况下拥有的选择会提升自主感。

Certainty 确定感：感到自己预测未来的能力。不确定感的提升是一种威胁；确定感的提升则是一种奖赏（这两种情况下也有少数例外）。

Fairness 公平：人与人之间行为妥当且符合道德时的状态。

Mirror neurons 镜像神经元：大脑中帮助我们直接体验他人的意图、动机和情绪的神经元，它让人们能够感同身受。

Relatedness　连接感：与他人保持安全连接的感受。它包括感知他人是敌还是友的过程。他人通常会被认为是敌人，直到事实证明并非如此。

SCARF model　SCARF 模型：一个总结了驱动人类行为的五个社交元素的模型，其中每个元素都可以成为奖励或是威胁。该模型包括地位、确定感、自主感、连接感和公平。

Status　地位：你在所处群体中所占据的社会排名。有点像把自尊心建立在与他人的比较之上。地位的提高是一种奖赏，反之则是一种强烈的威胁。

第四幕

Attention density　注意力密度：对置于某特定脑回路上的注意力的质量和数量进行思考和衡量的方法。

Neural synchrony　神经同步：密切关注某事物时，大脑的许多区域以相似的放电形成一个更大回路的过程。

Neuroplasticity　神经可塑性：针对大脑瞬间变化和长期变化的研究。

Problem focus　专注于问题：人们寻找解决方案时习惯采用的方法，也称为“欠缺模式”。关注问题本身似乎更容易，因为它更确定，带来的威胁感更小。这种方法对于线性的、物理性的系统很有效，但对于复杂系统（比如人性和组织）则无效。

Self-directed neuroplasticity　自我引导的神经可塑性：该理论认为，真正的改变往往发生于人们重新组织自己脑中想法的时候。

关于作者

戴维·罗克博士是国际人力资源咨询公司神经领导学研究所（NLI）的联合创始人和首席执行官。NLI 的使命是通过科学知识使企业组织更加人性化。截至发稿时，NLI 正与全球百强企业中的 40 多家企业以及全球多家联邦机构合作，包括 IBM 和微软。NLI 的研究成果受到超过 4500 家公司的密切关注和使用，每年约有 100 万名管理层人员学习戴维开发的模型和工具。

2006 年，戴维提出了“神经领导学”（NeuroLeadership）一词，并开始致力于使用神经科学领域的研究成果来提高个人和企业表现。他的相关成果曾发表于《纽约时报》《彭博商业周刊》《环球邮报》《卫报》《悉尼先驱晨报》以及全球其他与领导力和人力资源相关的出版物上。

2007 年，戴维创立了神经领导学峰会——一个致力于连结神经科学家和商业领导人的会议。如今，每年有超过两万人参加该峰会。戴维拥有神经领导学方面的博士学位，并发表了许多关于神经领导学的学术论文。

戴维现在生活在美国纽约市。在业余时间，他喜欢冲浪、滑雪、打邦哥鼓，以及嘲弄自己大脑的小怪癖。

本书是他的第四本书，其他三本分别是 *Coaching with the Brain in*

Mind、《沉静领导 6 步法》和 *Personal Best*。

想要了解本书的更多资源和背景，请参阅 your-brain-at-work 网站。

想要了解有关领导力的神经科学知识，请参阅 neuroleadership 网站。

想要了解戴维的研究工作，请参阅其网站。

版权声明